医林求索心悟

主编 吕晓东 庞立健

人民卫生出版社

·北 京·

版权所有，侵权必究！

图书在版编目（CIP）数据

医林求索心悟 / 吕晓东，庞立健主编. —北京：
人民卫生出版社，2023.10
ISBN 978-7-117-35497-4

Ⅰ.①医… Ⅱ.①吕…②庞… Ⅲ.①中医临床—经
验—中国—现代 Ⅳ.①R249.7

中国国家版本馆 CIP 数据核字（2023）第 199030 号

人卫智网	www.ipmph.com	医学教育、学术、考试、健康，购书智慧智能综合服务平台
人卫官网	www.pmph.com	人卫官方资讯发布平台

医林求索心悟
Yilin Qiusuo Xinwu

主　　编：吕晓东　庞立健
出版发行：人民卫生出版社（中继线 010-59780011）
地　　址：北京市朝阳区潘家园南里 19 号
邮　　编：100021
E - mail：pmph @ pmph.com
购书热线：010-59787592　010-59787584　010-65264830
印　　刷：三河市尚艺印装有限公司
经　　销：新华书店
开　　本：710×1000　1/16　　印张：11　　插页：4
字　　数：197 千字
版　　次：2023 年 10 月第 1 版
印　　次：2023 年 11 月第 1 次印刷
标准书号：ISBN 978-7-117-35497-4
定　　价：86.00 元
打击盗版举报电话：010-59787491　E-mail：WQ @ pmph.com
质量问题联系电话：010-59787234　E-mail：zhiliang @ pmph.com
数字融合服务电话：4001118166　　E-mail：zengzhi @ pmph.com

《医林求索心悟》编委会

主　编　吕晓东　庞立健

副主编　朱凌云　王天娇　刘　创　臧凝子　王佳然

编　委　（以姓氏笔画为序）

马馨蕊　王世文　王亚勤　王雨薇　王佳琪
王铭钧　王誉儒　王潇晗　史雁南　司　琦
刘鑫瑶　孙婉宁　李英杰　李斯宇　李景泽
李德众　杨　灿　吴　桐　吴若轩　何书博
邹吉宇　宋丹君　张　宁　张　倩　张馨月
张馨心　张耀艺　范冬冬　赵晟震　哈希睿
侯　鑫　姜　扬　姜　鑫　贾科伟　高天奇
黄　瀚　崔钰伟　梁元钰　彭成飞　薛　枫

主编简介

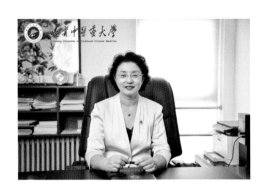

吕晓东，女，汉族，1966年1月生，辽宁鞍山人，中共党员，博士生导师，博士后合作导师，二级教授，第十一、十二届辽宁省政协委员，辽宁省第十四届人大代表。享受国务院政府特殊津贴，全国专业学位研究生教育指导委员会高校委员，国家卫生计生突出贡献中青年专家，第七批全国老中医药专家学术经验继承工作指导教师，辽宁省"兴辽英才计划"高水平创新创业团队负责人，辽宁省名中医，辽宁省"百千万人才工程""百"人层次人选，辽宁省学术头雁，第六届沈阳市优秀专家，辽宁省首届优秀研究生导师，辽宁省巾帼建功标兵，辽宁省三八红旗手，辽宁省五一劳动奖章获得者，沈阳市劳动模范。现任辽宁中医药大学党委书记，兼任国家中医药管理局重点学科肺病和络病学科学术带头人，中华中医药学会络病专业、肺病专业委员会副主任委员，世界中医药学会联合会呼吸病、肺康复专业委员会副会长，辽宁中医药学会络病委员会主任委员，辽宁省医学会和中医药学会副会长，国家自然科学基金和国家科技奖励评审专家，中华中医药学会科技奖励评审专家，全国博士后基金评审委员会专家。担任《世界科学技术 - 中药现代化》《中国中医基础医学杂志》《中华中医药杂志》等杂志编委，*Medical Science Monitor*、*Journal of Traditional Chinese Medicine* 审稿专家。

研究方向：①肺络病证治体系构建和应用研究；②慢性疼痛止痛康复技术评价和推广研究；③名老中医学术思想传承研究。主持国家、省部级课题20余项，发明专利13项，发表学术论文200余篇（其中SCI论文10余篇），主编著作10余部，主编"十三五""十四五"教育部研究生规划教材各1部，获省科技进步奖二等奖、三等奖等20余项。

主编简介

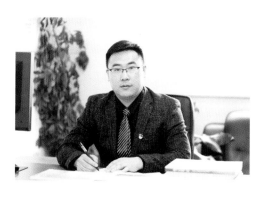

庞立健，男，汉族，1982年3月生，辽宁葫芦岛人，中共党员，博士，博士后，主任中医师，博士生导师。辽宁省"百千万人才工程""百"人层次人选、辽宁省青年名中医、沈阳市领军人才、沈阳市名中医、第十届全国高等中医药院校优秀青年、第六批全国老中医药专家学术经验继承工作继承人、全国中医临床特色技术传承骨干人才、辽宁省"兴辽英才计划"高水平创新创业团队核心成员、中华中医药杂志求真学者。现任辽宁中医药大学附属医院副院长。兼任世界中医药学会联合会肺病专业委员会理事、肺康复专业委员会理事、过敏性疾病专业委员会常务理事、热病委员会副会长，中华中医药学会肺系病分会委员、内科分会委员，辽宁省中医药学会循证医学委员会主任委员、络病专业委员会副主任委员、学术流派传承委员会秘书长，《中国全科医学》杂志青年编委，*European Journal of Integrative Medicine*、*Journal of Traditional Chinese Medicine*、*World Journal of Traditional Chinese Medicine*、《中华中医药杂志》、《世界中西医结合杂志》外审专家，国家自然科学基金青年基金网评专家、沈阳市科技局课题评审专家。

研究方向：①肺络病证治体系构建和应用研究；②名老中医学术思想挖掘与传承研究。主持国家自然科学基金青年基金1项、省部级课题8项，发表学术论文30余篇，参编学术著作多部，其中1部任主编、3部任副主编，获得软件著作权2项，发明专利2项。获得辽宁省科技进步奖二等奖、三等奖各1项，中华中医药学会科技进步奖三等奖2项，沈阳市科技进步奖三等奖1项等。

序

  中医药作为历史瑰宝，凝聚着中华民族的智慧，蕴含着浓厚的中华民族传统文化，其内容博大精深，历史源远流长，赢得了中国乃至世界的认可与支持。吾辈应大力发展中医药事业，擦亮中医药这块金字招牌，不断推进中医药事业高质量发展，使中医药传统文化的内涵和精髓得以延续传承。

  吾投身于临床与教学科研工作30余年，其中专研于肺病数十载，虽不能望古代先贤之项背，然自力其学，尽余所能，凡有益于中医药事业之事，定当竭尽全力，精益求精，故对于诊治肺系疾病有些许一得之见。多年来，吾潜心修学，阅读经典，参考医案，临床与教学科研并举，体悟中医之理，感悟自然之道，终有所获，吾深知唯有医案可"宣明往范，昭示来学，既不诡于圣经，复易通乎时俗"。同时作为一名中医内科学老师，吾在教学中更加重视培养学生的中医思维，授人以渔，将中医知识与临床典型病例相结合，详细讲解患者临床表现、辨证要点、中医处方，进而塑造学生们的临床思维框架，使其深入了解中医药临床价值，验证中医药理论。

  本书主要包括临床病案和经验用药心悟两部分内容，将疾病基础要点与临床医案相结合，更加细致地阐述了临证经验，附以患者的舌象变化图以更为清晰地展现病情变化，用思维导图及学术思想小记对疾病诊疗进行更加精准的概括。正所谓"医可为而不可为，必天资敏悟，读万卷书，而后可借术而济世"，行医这几十年中，吾深知学与悟二者缺一不可，回首行医之路，整理撰写此书，不仅记载了吾这几十年来关于临床治则的思考，也便于吾走出临床再回观临床，从而总结经验，及时修进。

  吾博览众书，结合临床，喟叹圣贤医案之心得可精为如下：

  以整体观念与辨证论治为则，可分为未病、将病、已病三类。授人法于阴阳、和于术数、饮食有节、起居有常、不妄作劳之方为医人之未病；阴阳相搏而不调者，虽阳盛或阴盛而不为病者，抑其病情传变，为医之将病；又有病症较明者，观其病之所在、病之所状，审脉之浮沉滑涩等，辨其表里阴阳寒热虚实等，询饮食起居生活近况等，定其病而分其证，而后拟方为医人之已病。如遇病情危急者，则需井井有条，慎思后快下，以解燃眉之急，或遇病之危久者，则更需深思熟虑，以求万全之方。

吾将临床医案所闻所见、诊疗个人见解及心得体会等编汇于此，以期与各位学者分享、讨论，为中医药事业贡献微薄之力。

吕晓东

2022 年 3 月 12 日

序

夫医者，肇自邃古，编充梁栋，古今英才，术精秦汉，乃有天工人代之素问内经，亦传博大昌明之准绳纲目。医术之道，理被万代。

庚子运交，瘟癀流布，国医乃有却疫之功。昔枚叔云"中医之成绩，医案最著。欲求前人之经验心得，医案最有线索可寻。循此钻研，事半功倍"。是故本书以案册医，应乎今上之所议，赞化医门。

医宗源古，方泽千年，余临证二十余载，积求至道，方明变化幽微，以疗痼疾。

夫案者，学医之径路。前朝名医周澂之有云："宋后医书，惟案好看，不似注释古书之穿凿也。"溯源诘古，明药石之变化；廿载悬壶，了灸刺之幽微，方混同经方之义，以示明达。时方浩浩，卷帙汤汤，幸国医之有继，辨解方义，明经方时方之疗痊。四诊八纲，别阴阳之盈亏；四气五味，调气血之虚实，人以应天，证以分治。授渔有道，贯医理以发童蒙。

今上欲兴国医，是故吾辈从之，录临证之义解，守正术以扬医门，方传医宗之至理。

医门之士，切勿浅尝，当深明经藏，修心以观天地之应人，外而识内，三部同参，方知因机之同证。乃如吴鞠通之言："采辑历代明贤著述，去其驳杂，取其精微，间附己意，以及考验。"悟自然，明至理，正心求道。

夫今盛世，势干以自强，法坤而载物，兴道扬名。夫医，慈悲之道，无佛之慈，何来救苦之悲心；无仙之才，安有解厄之伟力。卅载习业，未及先贤，尝悟辄记，汇之为书，乃示诸明达，见论述意，得稷下之争鸣，庶可识正误，别因机，方悬壶之义也。

水聚为河，沙积为塔，道兴为务，幸时续而业扬，故为之序。一家之言，必有阙漏，诸公海涵，示解相告，亟正己失，乃吾辈之幸矣。

庞立健

2022 年 3 月 12 日

目 录

第一部分　临床病案篇

第二部分　经验用药心悟

第一部分
临床病案篇

医林求索心悟

第一章 肺系疾病

第一节 咳 嗽

一、中西医临床概述

咳嗽是因肺失宣肃，肺气上逆所致的以发出咳声或伴有咳痰为主症的一种肺系病证。有声无痰为咳，有痰无声为嗽，临床上多痰声并见，故以咳嗽并称。咳嗽首见于《内经》，《素问·宣明五气》提出"五气所病……肺为咳"。《素问·咳论》提出"皮毛先受邪气，邪气以从其合也。其寒饮食入胃，从肺脉上至于肺，则肺寒，肺寒则内外合邪，因而客之，则为肺咳"，强调这种外感与内伤的两类咳嗽的病因，即邪可从外而入，也可自内而发，导致脏腑功能失调，肺失宣肃，肺气上逆而发为咳嗽。咳嗽病因病机复杂，临床表现各异，既有寒、热、燥之异，又有痰湿、痰热、肝火、阴亏之别，外感和内伤咳嗽之间错综复杂，相为关联，因此有时难以截然区分。咳嗽总的治疗原则应当分清邪正虚实，外感咳嗽多属邪实，治疗应当祛邪利肺；内伤咳嗽多属虚实夹杂，本虚标实，治疗应当祛邪止咳、扶正补虚。吕晓东教授在治疗慢性咳嗽上，多以络病理论为基础来指导临床用药，并注重益气养阴药和疏肝解郁类药物的配伍使用[1]。

咳嗽是一种机体受刺激后产生的防御性生理性神经反射，此反射有利于清除呼吸道刺激所产生的分泌物和有害因子，但过度的咳嗽则对患者的生活质量造成一定影响。现代医学按照病程长短将咳嗽分为急性咳嗽、亚急性咳嗽和慢性咳嗽三类。病程小于3周定为急性咳嗽，3~8周定为亚急性咳嗽，超过8周则定为慢性咳嗽。急性咳嗽短暂，常见于呼吸道感染，急性心肌梗死、异物吸入、新型冠状病毒感染等情况亦可出现急性咳嗽，应及时鉴别处理并转至专科诊疗。慢性咳嗽日久不愈，常见于哮喘、嗜酸性支气管炎、上呼吸道咳嗽综合征

[1] 廖尖兵，刘淼，庞立健，等. 吕晓东辨治慢性咳嗽经验拾遗 [J]. 山东中医杂志，2020，39（8）：832-835.

和胃食管反流病等。近年来，咳嗽的发病率逐年增加，并随着社会环境的不断变化，如大气污染、过敏原增多等诸多因素，导致咳嗽久治不愈的现象也日益增多，因此，以咳嗽为主诉的疾病在肺病门诊尤为常见。

二、从少阳论治咳嗽验案一则

患者徐某，男，45岁，2020年12月2日初诊。

主诉：咳嗽反复发作20余年，加重1周。

现病史：患者1周前，因感冒受凉后咳嗽加重，干咳，遇异味及冷空气刺激后，时有阵咳，偶有痰，胸闷不舒，晨起口干口苦，身有微热，大便溏，日4～5次，小便正常，夜寐尚可，舌质淡，苔薄黄伴齿痕（图1-1-1），脉沉弦。

既往史：否认既往有高血压、糖尿病、冠心病等疾病史。

过敏史：否认药物、食物过敏史。

【中医诊断】咳嗽。

【西医诊断】慢性咳嗽。

【处方】柴胡10g、黄芩15g、法半夏10g、苏子15g、蜜麻黄10g、紫苏叶15g、牛蒡子10g、五味子10g、僵蚕15g、蝉蜕15g、地龙

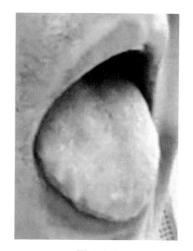

图1-1-1

15g、荆芥10g、防风10g、杏仁10g、桔梗15g、薏苡仁25g、茯苓15g、山药25g、白芍25g、甘草15g。7剂，水煎服，早中晚3次分服。

二诊（2020-12-09）：患者仍有咳嗽，咳痰，痰色略黄，口干涩，口苦，舌质淡，苔黄，伴齿痕（图1-1-2），脉沉。

【处方】上方加牡丹皮10g、栀子15g、橘红15g。10剂，水煎服，早晚2次分服。

三诊（2020-12-23）：患者咳嗽症状较前减轻，有少量黄痰，偶有口干，偶有口苦，大便溏，舌质淡，苔薄黄，伴齿痕，脉沉。

【处方】上方加石斛20g、川楝子10g。10剂，水煎服，早晚2次分服。

四诊（2021-02-03）：患者咳嗽有所好转，口干、口苦见好转，大便溏，舌质略暗，苔白伴齿痕，脉沉。

【处方】上方加仙鹤草15g，15剂，水煎服，早晚2次分服。

五诊（2021-03-24）：患者病情好转，舌质淡苔白伴齿痕（图1-1-3），脉沉。

【代茶饮】西洋参 2g、百合 2g、麦冬 2g、桔梗 2g、红枣 2 枚、陈皮 2g、菊花 1 枚。50 剂，代茶饮，日 1 剂。

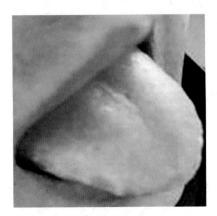
图 1-1-2

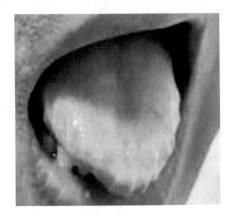
图 1-1-3

（一）按语

此案经六经辨证辨为少阳证。《伤寒论》中第 263 条论述："少阳之为病，口苦，咽干，目眩也。"该患者感冒受凉后咳嗽，经过 1 周后，病由太阳表证逐渐传入少阳半表半里，故胸闷不舒、晨起口干口苦，考虑患者存在少阳火热之象，病在少阳，但见一证便是，予以"柴胡 - 黄芩"药对为君药以和解少阳，清泄少阳之火，取仲景小柴胡汤之意。《金匮要略·痰饮咳嗽病脉证并治》云："病痰饮者，当以温药和之。"故予法半夏辛温化痰；患者干咳、顿咳，自述遇异味、冷空气后咳嗽尤甚，此为风盛挛急、肺气上逆之证，故予苏子、紫苏降逆肺气；麻黄宣肺理气、开闭祛邪；僵蚕、蝉蜕、地龙三味虫类药疏风解痉以缓急；牛蒡子疏风宣肺利咽，五味子润肺止咳，兼制辛燥药，即苏黄止咳汤进行加减以疏风宣肺、解痉止咳。诸药合用，升降兼施，温润并用，使肺气得以正常宣降，咳嗽自愈。吕晓东教授取"柴胡、荆芥、防风"以祛风解表；桔梗可引药上行，升宣肺气，与杏仁相配伍，一宣一降，宣肺疏风，止咳化痰，利咽镇咳。患者大便溏，日 4～5 次，予茯苓、薏苡仁健脾渗湿，配伍山药助以健脾益气，兼能止泻；予白芍、甘草以缓急解痉止咳。

二诊患者痰色转黄，且口干口苦加重，故用"牡丹皮 - 栀子"药对佐以"柴胡 - 黄芩"药对疏泄少阳肝胆之郁热。《药品化义》："橘红，辛能横行散结，苦能直行下降，为利气要药。盖治痰须理气，气利痰自愈，故用入肺脾，主一切痰病，功居诸痰药之上。"故予橘红以理气化痰。三诊患者咳嗽较前减轻，自述偶有口干,考虑患者久病郁热伤津,胃津受损,津液不能上乘,予石斛滋胃阴以清热缓解口干;予川楝子疏肝泄热以缓解口苦。四诊患者咳嗽有所好转,但自述仍大便溏,故取仙鹤草苦涩之性,以补虚健脾、涩肠止泻缓其大便溏。五诊时告知症状大为好转,咳嗽基本消失,故吕晓东教授予代茶饮,即西洋参、麦冬、百合滋阴生津润肺;桔梗宣肺止咳;陈皮理气化痰;黄菊疏风清热;红枣味甜,以缓和药性、改善茶味,间断服用一个月以巩固治疗。

（二）体悟

本案中,吾师吕晓东教授从六经辨证入手来阐述感冒后咳嗽,用邪入少阳来解释感冒后咳嗽不断加重且不愈的原因。因其位于半表、半里,有转输内外的枢纽作用,故有"少阳主枢"之说,能够调畅全身气机,因此,当外感或内伤或诸多因素导致疾病发生时,邪气侵犯少阳,故影响肺的宣降,肺失宣降或肺气上逆均会出现咳嗽。

吾师考虑该患为少阳咳嗽。因患者常年反复咳嗽,留有宿根,又感冒后初起寒邪客太阳,现邪气入里,引动宿根,累及少阳,枢机不利,而为咳嗽,郁而化热。治疗以小柴胡汤加减透解兼清泄邪热以疏达经气,以达和解少阳之效。病在少阳,"但见一证便是,不必悉具",少阳咳嗽常伴有胸闷不舒,晨起口干口苦,《伤寒论》第 96 条"伤寒五六日,中风,往来寒热,胸胁苦满……或咳者,与小柴胡汤主之"。"柴胡 - 黄芩"药对能疏利肝胆,清解少阳邪热,加强少阳之气抗邪外出。痰饮性寒,痰易致咳,故选用辛温药半夏化痰。变异性咳嗽表现为阵发性的刺激性干咳,中医将其归为"顽咳""风咳"范畴。国医大师晁恩祥以疏风解痉、宣肺止咳为主要原则,从风论治刺激性干咳。此案中,患者遇异味及冷空气刺激后出现阵咳,风盛挛急,肺气上逆之证,吾师通常从风论治,即苏黄止咳汤加减,临床疗效显著。为给邪气以出路,取"柴胡、荆芥、防风"解表药以祛风解表,驱邪外出。同时"桔梗 - 杏仁"宣降相伍,升降合用,进一步疏散风邪,调畅气机,恢复肺之宣发肃降。白芍、五味子味酸性收敛,取"肺欲收,急食酸以收之"之意,缓解气道痉挛同时制约麻黄辛散之性。吾师结合该患者大便溏,故在补气健脾的同时,取培土生金之效。久咳顽咳多虚实夹杂,因此在临床治疗中应标本兼顾而又标本兼治。

（三）思维导图

详见图 1-1-4。

（四）学术思想小记

伤寒六经标本兼,少阳论治咳嗽良,苏黄止咳此方裹,治风姐妹解表妙。

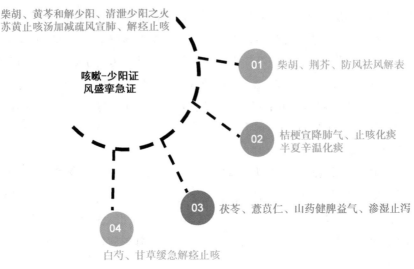

柴胡、黄芩和解少阳、清泄少阳之火
苏黄止咳汤加减疏风宣肺、解痉止咳

咳嗽-少阳证
风盛挛急证

01 柴胡、荆芥、防风祛风解表

02 桔梗宣降肺气、止咳化痰
半夏辛温化痰

03 茯苓、薏苡仁、山药健脾益气、渗湿止泻

04 白芍、甘草缓急解痉止咳

图 1-1-4

三、表寒肺热咳嗽病验案一则

患者许某,男,58 岁,2021 年 6 月 16 日初诊。

主诉:患者反复咳嗽 4 余年,加重 2 周。

现病史:患者 2 周前因感冒受凉后出现干咳,咽中有痰,难咯,偶有黄痰,怕冷,无汗出。多言后气短,双下肢浮肿,平素性情急躁易怒,背部皮肤粗糙,二便正常。舌质淡红,苔黄略燥(图 1-1-5),脉沉弦。

既往史:2017 年患胸膜炎、胸腔积液,右肾切除术。

过敏史:否认药物、食物过敏史。

【中医诊断】咳嗽。

【西医诊断】慢性咳嗽。

【处方】蜜麻黄 10g、石膏 25g、杏仁 10g、蒲公英 35g、连翘 15g、竹叶 10g、黄芩 15g、栀子 15g、鱼腥草 15g、桔梗 15g、牛蒡子 15g、枇杷叶 15g、法半夏 10g、黄芪 25g、白术 15g、陈皮 15g、柴胡 10g、枳实 15g、白芍 25g、川楝子 10g、甘草 15g。7 剂,水煎服,早中晚 3 次分服。

二诊(2021-06-23):患者干咳症状较前减轻,仍有气短,舌质红,苔黄略燥(图 1-1-6),脉沉弦。

【处方】上方改黄芪 30g。10 剂,水煎服,早晚 2 次分服。

三诊(2021-07-07):患者干咳好转,黄痰好转,偶有气短,舌质红,苔黄燥(图 1-1-7),脉弦。

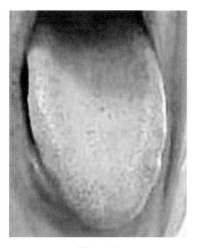

图 1-1-5

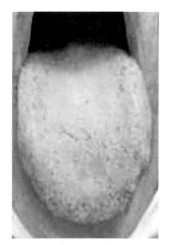

图 1-1-6

【处方】上方石膏减为 15g，加党参 25g。10 剂，水煎服，早晚 2 次分服。

四诊（2021-07-21）： 患者肺系症状明显好转。舌质红，苔薄黄（图 1-1-8），脉弦。

【处方】上方加西洋参 10g，减党参。10 剂，水煎服，早晚 2 次分服。

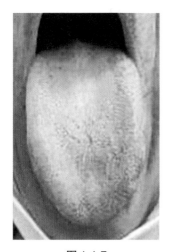

图 1-1-7

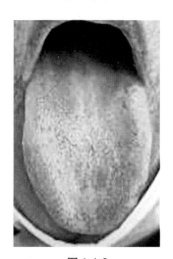

图 1-1-8

（一）按语

患者 2 周前因感冒受凉后出现干咳，咽中有痰，难咯，偶有黄痰，苔黄略燥，呈现一派肺热之象，然患者怕冷，无汗出，正所谓"有一分恶寒便有一分表证"，故可诊为表寒肺热之咳嗽，选用麻杏石甘汤为基础方进行加减以辛凉宣泄、清肺平喘。为清里热，予蒲公英、连翘、竹叶，火郁发之，以清上焦之肺热；予黄芩清胸膈郁热；栀子通泄三焦，引火下行。为加强清热之效，予鱼腥草清热解毒，兼顾利尿消肿。患者于2017年曾患有胸膜炎、胸腔积液，4年内反复出现咳嗽，体内留有顽痰，现咽中有痰且难咯，故用桔梗、牛蒡子宣肺利咽，枇杷叶清肺止咳，法半夏燥湿化痰，促使肺中难咯黄痰排出。吕晓东教授通常按患者自述咽喉中痰的位置判断邪气的表里，即喉以上为邪气在表，在喉为邪气在半表半里之间，喉以下为邪气入里（图1-1-9）。患者自述咽中有痰，可判定邪气在半表半里之间，故选用"柴胡-黄芩"药对以和解半表半里之邪。《本经逢原》曰："黄芪，能补五脏诸虚，治脉弦自汗，泻阴火，去肺热，无汗则发，有汗则止，入肺而固表虚自汗，入脾而托已溃痈疡。"多言后气短，双下肢浮肿，故考虑为肺脾气虚之证，用黄芪补益肺脾之气，同时利水消肿，用白术补气健脾、燥湿利水，用陈皮理气健脾、燥湿化痰。平素性情急躁易怒，脉沉弦，为肝郁化火之证，拟用四逆散以疏肝解郁，并予川楝子以疏肝泄热。《素问·六节脏象论》曰："肺者……其华在毛，其充在皮。"故在治疗肺部咳嗽的同时，兼顾患者背部皮肤粗糙之患。

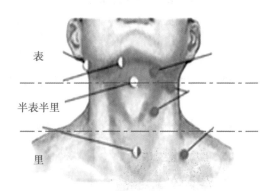

图1-1-9

　　二诊时患者干咳症状较前减轻，但仍多言后气短，故将原方中的黄芪25g改为30g以进一步加强补益肺脾之气。三诊时，患者自述干咳症状明显好转，黄痰好转，此时肺热之象有所缓解，故将原方中的石膏25g减为15g。偶有气短，故予党参25g配伍上方黄芪以加强补益肺脾之功。四诊时患者告知症状明显好转，故减党参，考虑患者久病易伤津，故予西洋参10g以补气生津，巩固治疗。

（二）体悟

　　外界气候的变化通常能够直接影响肺的宣降功能，故有"肺为娇脏，不耐寒热"之说。咳嗽一年四季皆可发病。该患者既往曾患有胸膜炎、胸腔积液，后常反复出现咳嗽病症，现因感冒受凉后咳嗽症状加重，未见好转。风寒之邪郁而化热入肺，表邪未解，邪热壅肺，吾师吕晓东教授辨为"表寒肺热"咳嗽，以麻杏石甘汤为基础方，《伤寒论》曰："发汗后，不可更行桂枝汤，汗出而喘，无大热者，可与麻黄杏仁甘草石膏汤。"明确阐述了其清泄肺热的作用。此方中麻黄除透发宣肺解表功能外还能助石膏清里热、降肺气，以达到平喘的效果。研究发现高比例的石膏能够增强麻黄生物碱的煎出，即石膏比例的增加伴随的是麻黄碱及伪麻黄碱煎出率的提高。故吾师在使用该方时以麻黄∶石膏为2∶5，提高麻黄的作用，并随症状加减石膏的用量。在麻杏石甘汤的基础上配伍蒲公英、连翘、竹叶、黄芩等清热药增强清热之力，配伍枇杷叶、牛蒡子等以增强止咳之功。痰黄难咯配伍桔梗、法半夏以清热化痰。虽病位在肺，但咳嗽产生之器仍在咽喉，故在治疗时采用"肺-咽同调"之法。邪气在咽为半表半里之间，"柴胡-黄芩"药对可和解半表半里之邪。综观全方，配伍严谨，吾师不拘泥于古方，随证加减化裁，多获良效。

（三）思维导图

详见图1-1-10。

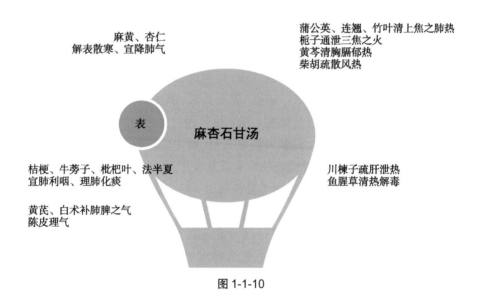

诊断咳嗽
证型表寒里热肺脾气虚

麻黄、杏仁
解表散寒、宣降肺气

蒲公英、连翘、竹叶清上焦之肺热
栀子通泄三焦之火
黄芩清胸膈郁热
柴胡疏散风热

表

麻杏石甘汤

桔梗、牛蒡子、枇杷叶、法半夏
宣肺利咽、理肺化痰

川楝子疏肝泄热
鱼腥草清热解毒

黄芪、白术补肺脾之气
陈皮理气

图1-1-10

第二节 哮 病

一、中西医临床概述

哮病是支气管哮喘的简称，是一种以慢性气道炎症和气道高反应性为特征的异质性疾病。哮病典型症状表现为发作性伴有哮鸣音的呼气性呼吸困难，可伴有气促、胸闷或咳嗽等症状。上述症状可短时间发作，并持续数小时至数天，使用平喘药物治疗后症状缓解，或自发缓解。夜间及凌晨发作或加重是哮病的重要临床特征。哮病在古代中医病名中，归属于"喘鸣""上气""哮吼"等范畴。关于哮病论述始见于《黄帝内经》"阴气在下，阳气在上，诸阳气浮，无所依从，故呕咳上气喘也"。在《景岳全书·喘促》中正式提出了"哮喘"病名，且详细解释哮喘之病因为"喘有凤根，遇寒即发，或遇劳即发"。在《金匮要略·肺痿肺痈咳嗽上气病脉证并治》"咳而上气，喉中水鸡声，射干麻黄汤主之"中，首次论述了哮病的治疗方法。哮病的发生是由于痰存于肺内，常因外感、饮食、情志、劳倦等诱因触及而致病。哮病发作时基本病理变化为"伏痰"遇感引触，痰随气升，气因痰阻，相互搏结，壅塞气道，肺管狭窄，通畅不利，肺气宣降失常，引动停积之痰，而致痰鸣如吼，气息喘促。肺主气司呼吸，主宣发肃降，如果外邪侵袭或他脏导致病气上犯于肺，可导致肺失宣肃，气机上逆，引起哮鸣喘息、咳嗽等症状。中医药对哮喘的治疗有独到的特色及优势，治疗主要以实喘泻肺、虚喘培补摄纳为原则[1]。发作期以攻邪治标，祛痰利气为主。缓解期应扶正治本为主。后期预防调护中，应当注意保暖，避免因寒冷空气的刺激而诱发。根据身体情况，做适当的体育锻炼，以逐步增强体质，提高抗病能力。穴位贴敷是一种治疗哮喘疾病的传统中医特色疗法。依据"春夏养阳，秋冬养阴"思想，在每年农历三伏时节和农历三九时节进行贴敷，穴位贴敷通常选用具有温补脏腑、祛痰化湿、活血行气等功效的药物，贴敷时选取天突、膻中、定喘、肺俞、膏肓穴位进行贴敷，极大程度地避免慢性呼吸系统疾病反复发作，并且改善了患者的体质。

现代医学认为，支气管哮喘属于慢性气道炎症，容易诱发气道高反应性，以气促、咳嗽以及喘息等为主要临床表现。当前，支气管哮喘的病因机制并不明确，仅认为和环境、多基因遗传等存在一定关联[2]，临床治疗上关键是平喘止咳、扩张支气管、消炎等，以雾化方式吸入糖皮质激素类药物为主，布地奈德可作用于支气管中各类细胞，从而对气道炎症的扩散进一步抑制，同时对气道变态反应有效控制，并能够减少分泌腺体，改善哮喘的症状[3]。对于哮喘患者发作期的治疗上必要时应采用多种药物联合治疗的方法，达到减轻患者症状，改善患者生存质量的目的。

---

[1] 谢开红. 为咳嗽变异性哮喘患者使用小青龙汤合玉屏风散加减方进行治疗的效果研究 [J]. 当代医药论丛, 2018, 16 (21): 198-199.

[2] 张军峰. 硫酸镁联合孟鲁司特钠治疗老年支气管哮喘的效果探讨 [J]. 健康必读, 2020 (3): 116.

[3] 仲亚琴. 布地奈德联合孟鲁司特钠治疗小儿急性支气管哮喘的临床疗效观察 [J]. 养生保健指南, 2019 (49): 92.

二、论治哮喘病验案一则

患者张某，男，61岁，2020年5月27日初诊。

主诉：咳嗽喘促1周。

现病史：咳嗽、喘促1周，活动后加重，痰黄黏稠，量少难咯出，全身时有怕冷，大便干，3天1次，夜寐尚可，夜尿多，口干口苦，食少纳差，舌质红，无苔，脉弦。

既往史：否认既往史。

过敏史：否认食物、药物过敏史。

【中医诊断】哮病。

【西医诊断】变异性哮喘。

【证型】寒热错杂，肺失宣降。

【治则】清肺平喘，宣肺止哮。

【处方】蜜麻黄10g、制附子9g、细辛5g、射干10g、乌梅15g、黄连10g、黄柏15g、黄芩15g、石膏25g、知母15g、柴胡10g、酒大黄15g、麦冬20g、杏仁10g、桔梗15g、地龙15g、芦根15g、当归15g、沙参15g、川芎15g、炙甘草15g、石斛15g、肉桂15g、莱菔子20g、木香10g。7剂，水煎服，早晚2次分服。

二诊（2020-06-03）：患者自觉病症有所好转，食欲、排便有所好转，舌质红绛，无苔，脉弦。

【处方】上方加焦山楂10g、赤芍15g，15剂，水煎服，早中晚3次分服。

三诊（2020-06-17）：怕冷症状有所好转，偶有咳嗽，痰黄黏稠，咯不出来，食少，大便干3次。

【处方】上方减酒大黄为5g（酌情用药）。

【代茶饮】白芍5～10g，桔梗5～10g，枳实5～10g，陈皮10g。

（一）按语

初诊时，患者以"咳嗽喘促1周"为主诉就诊，结合患者病史、体质、发病季节、病程长短等因素，综合考虑此案为阳气不足，阴液亏损，肺失宣降，痰郁化热。中医认为哮病多与肺失宣降，气机不利，伏痰引发有关。患者出现全身怕冷，夜尿频多，此为阳气虚弱经典证候，吕晓东教授以麻黄、附子、细辛作为底药，另加肉桂温补肾阳，固涩止尿。且喘而伴有水鸣声为哮病，喘而无声为喘证，如《医学正传·哮病》指出的"哮以声响言，喘以气息言"。同时患者出现病久寒痰化热之里热证，故用麻杏石甘汤加减，临床用药中石膏配知母，以增清热泻火之功，且滋胃润燥不伤阴。此病案中患者口干口苦，食少纳差，考虑到少阳证，用柴胡疏肝理气，和解少阳。患者痰黄黏稠，量少难咯出，《医方考》："膈有胶固之痰，外有非时之感，内有壅塞之气，然后令人哮喘。能温之、汗之、吐之，皆是良法。"故加杏仁、桔梗、地龙宣肺化痰。患者上焦表现为咳黄痰，下焦肾阳虚则肾虚水寒，夜尿频多，结合全身时有怕冷，则考虑为上热下寒，气机调畅不利，治疗则以平调阴阳，清热补虚为主，以乌梅丸治疗上热下寒之证，并且上热下寒实则为中焦枢纽不利，方中加以莱菔子、木香健脾理气，使得中焦气机通畅。加芦根、石斛，取清热同时滋阴，阴回则津液生，一是津生则热退，二是津生则水道调。另予酒大黄，酒制大黄通血脉御寒气之功更强，且大黄与桔梗、杏仁共用，降肺气以通腑气，共奏通腑之功，开脾胃之郁结以通便，可见吕晓东教授治此便秘之法一是补津，二是通气，取"下而不伤，补而不滞"之妙。肺主一身之气，气为血帅，气行则血行，吕晓东教授结合"肺之络病理论"，恐患者肺虚而脉络阻滞生血瘀，予地龙通络、川芎行血、当归补血，共奏血行散结之功。通过观察患者的寒热虚实以了解病邪轻重、病位深浅、病邪性质，加以临床辨证。

二诊时症状有所缓解，效不更方，治守前意观察，但患者仍有舌质红绛，故上方加焦山楂10g、赤芍15g。

三诊时患者怕冷症状有所好转，偶有咳嗽，痰黄黏稠，热退明显，故减少酒大黄泄热之力，减酒大黄为5g。

（二）体悟

临床上患者出现咳嗽、气喘等临床表现，不能见喘治喘，见咳治咳，通常患者病情较为复杂，并不是教材中所述的单一病证，在临床治疗时，应当首先辨证，抓其主症。患者以咳嗽、喘促，痰黄黏稠，量少难咯出，有喘鸣，活动后喘促加重来诊，此症状为典型哮病表现，故诊断为哮病。本案中患者花甲之年，且活动后症状加重，辨证为阳虚之体，阳虚则伴有气虚，同时阳虚则温煦无力，因此患者伴有活动后喘促加重、全身时有怕冷之症状，肾阳虚则肾气不固、水液代谢失司见夜尿频多，水液上停于肺，寒痰内生，复而化热，见痰稠质黄，久病津亏则大便秘结，此为上实下虚之象。全身时有怕冷为寒象，痰黄黏稠难以咯出，舌质红为热象，此又为寒热错杂之象。仔细问诊患者的怕冷怕热，以及夜尿、二便等并结合患者既往病史，肺主呼吸，肺主宣发肃降，气机运行不畅、宣发肃降失节则咳喘。口干口苦，此为少阳经病证，食少纳差，则是脾虚失运的体现。肝体阴而用阳，肝主疏泄，肝疏泄功能失司，则气机郁滞不舒，气机失调则会引发咳喘，阳虚则气虚，气虚则水液停，饮停于肺生痰。津液化生于痰则机体津液亏虚，故大便秘结。肺脾肾三脏共调水道，此时肺气虚，母虚则子虚，则肾虚生寒；子又能令母虚，则脾虚气滞。气虚则血不行，肺络中气血运行不畅，生滞生瘀，且《灵枢·百病始生》中提到"气上逆则六输不通,温气不行,凝血蕴里而不散,津液涩渗,着而不去,而积皆成矣",故肺病多治气血。善诊者,察色按脉,先别阴阳。吕晓东教授据患者全身怕冷、口干口苦等症用以明确病证之根本,提示我们在临床上要四诊合参,精准辨证论治,吕晓东教授尊崇经典,师法仲景,合方配伍,机证相应,有效组合,每获良益。中医之精髓在于四诊合参辨证,四诊需熟练掌握,辨证思维应熟练应用,既要有整体观念又要有疾病的个性处理,才能达到治疗疗效,借医案反复思考总结,再结合临床用于临床。吕晓东教授传承精华,守正创新,运用整体思维,同时结合具体病例辨证治之,采用一人一方、一时一方、一地一方的个性化诊疗取得满意的临床疗效,充分体现了中医"辨证论治"特色治疗特点。

（三）思维导图

详见图1-2-1。

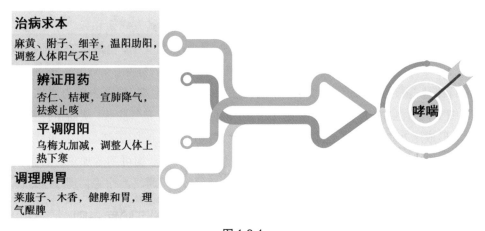

治病求本
麻黄、附子、细辛,温阳助阳,调整人体阳气不足

辨证用药
杏仁、桔梗,宣肺降气,祛痰止咳

平调阴阳
乌梅丸加减,调整人体上热下寒

调理脾胃
莱菔子、木香,健脾和胃,理气醒脾

哮喘

图 1-2-1

（四）学术思想小记

哮病咳喘首辨证,整体观念最关键,应用药物配伍良,临床治疗效果佳。

第三节 喘 证

一、中西医临床概述

喘证是指由于外感或内伤,导致气机失常,以致喘促、气短、呼吸困难,甚则张口抬肩,鼻翼煽动,不能平卧为临床特征的病证。喘证的命名最早见于《黄帝内经》："肺病者，喘息鼻张。"喘证病因复杂多样，外邪、饮食、情志及过劳、久病均可致喘。喘证有虚实之分，实喘在肺，外邪、痰浊、肝郁等邪实壅塞气道，气机宣降不畅，呼吸不利而致喘；虚喘在肺、肾两脏，肾主纳气为气之根，肺主气司呼吸，主宣发肃降，两者共同完成呼吸机体的运动，临床患者常虚实夹杂并见。刘建秋教授[1]根据喘证虚实提出治喘十法，实喘治以"通、宣、降、泻"为要，提出了通腑泄热法、通脉肃肺法、活血化瘀法、宣肺散寒法、理气消痰法、清肺降逆法、泻肺行水法七法；虚喘以"补"为要，提出了补肺益气法、补肾纳气法、扶阳固脱法三法。喘证常与气短、哮病等相鉴别。气短症状较轻，不会出现张口抬肩，不能平卧等。《医学正传》中提出"喘促喉中如水鸡声者谓之哮""气促而连续不能以息者，谓之喘"，由此看出"哮"与"喘"最重要的鉴别在于有无声响。

在现代医学中肺气肿、慢性阻塞性肺疾病、肺炎、气胸、肺栓塞等疾病均可见喘的症状。慢性阻塞性肺疾病（以下简称"慢阻肺"）常伴随喘证，我国慢阻肺患者基数庞大，40 岁以上人群的患病率达 13.7%，其死亡率高，已位居中国疾病死亡原因第三位[2]。随着环境因素及个体因素的暴露，其发病率和死亡率呈现逐年上升趋势。肺气肿又称慢性阻塞性肺气肿，为肺系常见病，也常伴随喘证。肺气肿不是一类独立的疾病，它是由慢性支气管炎、支气管哮喘、支气管扩张、肺间质纤维化等慢性呼吸道疾患引起。因长期咳嗽，呼吸困难，使肺内压力增高，终末细支气管远端的气道弹性减退，肺泡不能回缩，过度充气膨胀，从而使体积增大，形成阻塞性肺气肿。气急、气短、咳嗽、呼吸困难、胸闷等都是其常见症状。吸烟、粉尘吸入、环境污染及自身抵抗力弱、劳累等因素均可刺激加重。目前国内常用的治疗方法有药物治疗及肺减容术、呼吸机正压通气治疗等物理疗法。

二、"麻附细合血府逐瘀"治疗阳虚血瘀之喘证验案一则

患者裴某，男，68 岁，2020 年 7 月 22 日初诊。

主诉：咳嗽、喘促一年。

现病史：1 年前因感冒后出现咳嗽、喘促，平素气短，偶尔有喘促（吸入"布地奈德"1 年多），偶有咳嗽、无痰，经常感冒，着凉后即发病，白天汗多，大便干燥，每日 1 次。舌质暗，满布瘀斑，苔白略厚，脉沉而无力。肺 CT：肺气肿；右肺上叶后段炎性病变。

既往史：高血压，血压：140/110mmHg。

---

[1] 董高威，李竹英. 刘建秋教授治疗喘证十法 [J]. 中医杂志，2017, 58（10）：827-829.

[2] 吴蕾，许银姬，林琳. 慢性阻塞性肺疾病中医肺康复临床应用指南 [J]. 中医杂志，2021, 62（22）：2018-2024.

过敏史：否认药物、食物过敏史。

【中医诊断】喘证。

【西医诊断】肺气肿。

【证型】阳虚血瘀证。

【治则】温阳助气，活血化瘀。

【处方】蜜麻黄 8g、制附子 10g、细辛 5g、黄芪 25g、白术 15g、陈皮 15g、白芍 25g、赤芍 15g、桂枝 10g、桔梗 15g、苦杏仁 10g、当归 15g、枳壳 15g、牛膝 15g、肉苁蓉 25g、郁金 15g、木香 5g、丹参 15g、桃仁 10g、红花 10g、僵蚕 15g、蝉蜕 15g、苏子 10g、甘草 15g。7 剂，水煎服，浓煎 100ml，早中晚 3 次分服。

二诊（2020-07-29）：患者畏寒，遇寒即恶，胃部自觉寒凉，小便尚可，喘促有所好转。舌质暗，伴瘀斑，苔白略厚（图 1-3-1），脉沉。

【处方】上方加小茴香 5g、干姜 5g，10 剂，水煎服，浓煎 100ml，早晚 2 次分服。

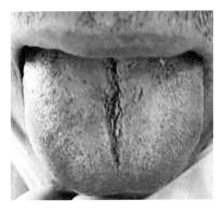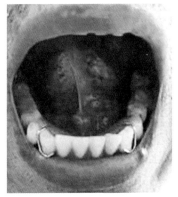

图 1-3-1

三诊（2020-08-12）：畏寒，恶心有所减轻，大便正常。舌质暗红，伴瘀斑，苔白略厚（图 1-3-2），脉沉。布地奈德改为早 1 次。

【处方】上方制附子改为 15g，加吴茱萸 5g、地龙 15g，干姜改为 10g。10 剂，水煎服，浓煎 100ml，早晚 2 次分服。

四诊（2020-08-26）：症状均明显减轻。舌暗红，伴瘀斑，苔白，脉沉略有力。

【处方】上方蜜麻黄改为 5g，12 剂，水煎服，浓煎 100ml，早晚 2 次分服。

（一）按语

本案患者是一名老年男性，以咳嗽、喘促为主症，同时伴有气短、汗多，且患者自述经常感冒，着凉后即发病，考虑患者为阳虚。阳虚鼓动无力而致气短，

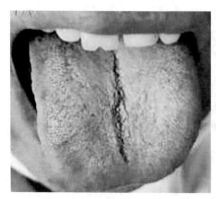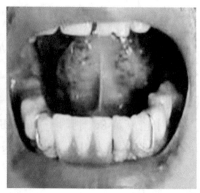

图 1-3-2

阳气虚卫表不固，而致汗多，易感冒。阳虚不能温煦，阳气不通，津液难行，胃肠失于蠕动，故而大便干燥。脉沉而无力也为阳虚之象。患者阳虚难以温煦，气血津液难以运化，而致血瘀。结合患者舌象，舌质暗，满布瘀斑，考虑辨证为阳虚血瘀证。患者阳虚，畏寒，遇寒即发病，故以麻黄附子细辛汤打底。此为吕晓东教授常用方，具有助阳解表之功，常用于素体阳虚，复感风寒，表里同病而里证未甚者。治疗此证当表里同治。方中麻黄解表散寒发汗，附子散寒补火助阳，二药合用解表温经，散寒补阳。细辛气味辛温善走窜，有解表散寒、祛风通窍之功，既能助麻黄发汗解表，又助附子温阳散寒，三药合用，发太阳之表寒，温少阴之里寒，散邪同时护阳，解表同时补虚，共奏助阳解表之功。患者阳虚，鼓动气血无力，气血津液难以运化，导致血瘀，故予患者益气温经，活血通络之黄芪桂枝五物汤加减。黄芪桂枝五物汤出自《金匮要略》"血痹阴阳俱微，寸口关上微，尺中小紧，外证身体不仁，如风痹状，黄芪桂枝五物汤主之"。方中黄芪益气温经，固表止汗。桂枝散风寒而温通经脉，配伍黄芪，益气固表，温阳散寒，和血通痹。二者配伍振奋卫阳，固表且不留邪。芍药养血柔肝，止汗敛阴，配伍桂枝，调营卫而和表里。患者气短、汗多、易感冒皆为患者阳气虚、卫气不固的表现，因此用黄芪、白术、陈皮补中益气固表。患者阳虚便秘，故予患者济川煎加减以温阳润肠通便，方中牛膝、肉苁蓉有温肾阳之功，当归、杏仁润肠通便，加枳壳、郁金、木香以行气除满助通便。桔梗与杏仁为常用药对，出自《施今墨对药》中的经验方药。桔梗宣通肺气，利咽润喉，化痰排脓，升清降浊，既升且降，以升为主。杏仁味苦，以降为主，有止咳平喘、润肠通便之功。二药合用，一升一降，通调气机，止咳平喘、利咽化痰的同时通调肺气，疗效显著。患者舌质暗，满布瘀斑为血行不畅、瘀滞脉络之象，故予患者血府逐瘀汤加减以活血化瘀。僵蚕、蝉蜕为吕晓东教授常用药对，有止咳、抗过敏之功。苏子降气除痰平喘，甘草调和诸药。

二诊时患者喘促症状及舌脉瘀象皆有所好转，但畏寒，遇寒即恶，胃部自觉寒凉，故上方加小茴香、干姜以温里散寒止呕。三诊时患者畏寒，恶心症状有所减轻，大便已恢复正常。患者喘促症状好转，故"布地奈德"改为早1次。舌质已变为暗红色，瘀斑较前减轻。患者仍怕冷，故加大附子、干姜用量，加吴茱萸以温阳止呕，加地龙以平喘通络。四诊时症状均明显减轻，上方蜜麻黄减为5g，继服1个月以巩固疗效。

（二）体悟

通过患者症状，四诊合参，辨证患者为阳虚血瘀证。根据辨证结果，选取对证的经方进行加减，做到学经典，用经典。在此病案中，吕晓东教授使用了多个经方，并根据患者病情灵活加减，诊疗思路值得我们学习。从患者的舌象及舌下络脉来看，是明显的血瘀之象，血瘀本为实证，应用通泄之法，然而吕晓东教授却以麻黄附子细辛汤和补中益气汤打底，在温阳助气的同时加以少量活血药，疗效显著。故临证时应吸取吕晓东教授的经验，抓住病根，标本同治，内外兼修。方能达到最好疗效。

（三）思维导图

详见图1-3-3。

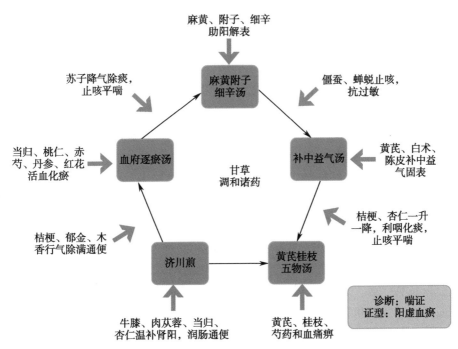

图 1-3-3

（四）学术思想小记

喘证治疗先寻因，怕冷阳虚麻附细，大便不通勿盲下，审因求治效最佳。

舌质瘀斑又紫暗，血府活血最当先，桔梗杏仁来宣降，僵蚕蝉蜕抗过敏。

第四节 肺 痿

一、中西医临床概述

肺痿是指患者以反复咳吐浊唾涎沫为主要表现的病症，究其缘由，大抵为咳喘日久，肺脏津气损伤，或病久失治，肺脏失于濡养，以致肺叶焦枯，痿弱不用的一种慢性虚损性疾病。肺痿一病，最早可追溯至东汉医家张仲景所著《金匮要略·肺痿肺痈咳嗽上气病脉证治》篇："寸口脉数，其人咳，口中反有浊唾涎沫者何？师曰：为肺痿之病。"又言："痿者萎也，如草木之萎而不荣。"在此对肺痿做出了较为精准的定义。肺痿之病性，总属本虚标实。本虚主要以肺气虚、肺阴虚以及肺中津气损伤为主，标实则多以痰瘀阻络为主。中医在其治疗方面，补肺生津为肺痿总的治疗原则。辨证时应辨虚寒、虚热。虚热者以润肺生津，滋阴清热为主；虚寒者则应以温肺益气为主要的治疗方向。古今医家治疗肺痿的临证经验丰富，认为肺痿无论虚寒或虚热，其病久必有瘀血。东汉·张仲景《金匮要略·血痹虚劳病脉证并治》云"五劳虚极羸瘦……内有干血"，即各种原因所致虚极，均可影响血行而致瘀，提示我们在肺痿的治疗方面还可从补虚逐瘀着手。

现代医学认为，肺纤维化属于间质性肺疾病（ILD），是以肺泡单位慢性炎症和间质纤维化为主要病理改变的一种疾病类型。该类疾病发病多呈隐匿性，主要表现为进行性加重的呼吸困难，咳嗽等，预后差，最后多死于呼吸、循环衰竭。特发性肺纤维化（IPF）为 ILD 的典型代表，是临床最常见的一种特发性间质性肺炎，其发病率呈上升趋势。目前，现代中医医家多认为肺纤维化的中医病名归属为"肺痿"范畴。IPF 主要发生于成年人，男性多于女性，多数有吸烟史。对于 IPF 的发病机制，目前认为 IPF 是上皮驱动和成纤维细胞激活过程的结果，炎症可能仅具有辅助作用。吸烟、病毒和细菌感染以及胃食管反流等是 IPF 的危险因素。目前 IPF 的治疗主要以抗纤维化药物治疗、肺康复、肺移植、对症治疗以及氧疗等。2016 版《特发性肺纤维化诊断和治疗中国专家共识》在治疗方面肯定了戒烟和氧疗的重要作用，推荐使用吡非尼酮延缓用力肺活量下降速度，并且可能在一定程度上降低死亡率。尼达尼布可显著减少 IPF 患者 FVC 下降的绝对值，一定程度上可缓解疾病的进展。

二、肺痿验案一则

患者崔某,女,65 岁,2021 年 5 月 25 日初诊。

主诉:呼吸困难 1 月余。

现病史:患者 2021 年 4 月 15 日于中国人民解放军北部战区总医院做房颤射频治疗,口服胺碘酮,每日 3 片,查肺 CT 所示:肺间质纤维化伴炎症病变。房颤已恢复。一个月后出现呼吸困难,咳嗽,痰黏色白,无喘鸣,畏寒,夜寐欠安,口干不苦,二便正常,舌红少津,细裂纹(图 1-4-1),脉沉细。

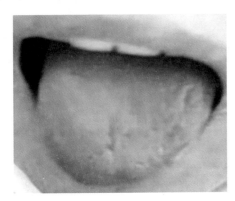

图 1-4-1

既往史:房颤射频术后,否认高血压,糖尿病病史。

过敏史:否认食物,药物过敏。

【中医诊断】肺痿。

【西医诊断】间质性肺疾病。

【证型】肺气阴虚,痰瘀伏络证。

【治则】益气养阴,化瘀通络。

【处方】丹参 15g、地龙 15g、沙参 20g、麦冬 20g、川芎 15g、西洋参 10g、黄芪 25g、党参 15g、路路通 20g、赤芍 10g、柴胡 10g、蜜麻黄 10g、制附子 10g、细辛 3g、五味子 10g、黄柏 20g、桔梗 15g、杏仁 10g、茯苓 15g、白术 15g、鸡内金 15g、莱菔子 15g、鳖甲 10g、桑椹 25g、甘草 10g。7 剂,水煎服,早中晚 3 次分服。

二诊(2021-06-02):上述症状略有缓解,舌质红,略少津(图 1-4-2),脉沉细。

【处方】上方加桃仁 10g,10 剂水煎服,早晚 2 次分服。

三诊(2021-06-23):上述症状略有缓解,舌质红,略少津(图 1-4-3),脉沉细。

【处方】蜜麻黄 10g、地龙 10g、黄芪 25g、沙参 15g、川芎 15g、麦冬 15g、西洋参 10g、酸枣仁 15g、鳖甲 15g、桑椹 25g、石菖蒲 15g、生龙骨 15g、丹参 10g、

赤芍 15g、柴胡 10g、生牡蛎 15g、红景天 15g、路路通 20g、蒲公英 35g、川楝子 10g、莱菔子 25g。10 剂水煎服，早晚 2 次分服。

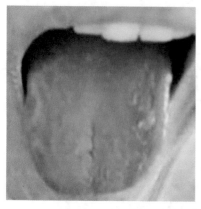
图 1-4-2

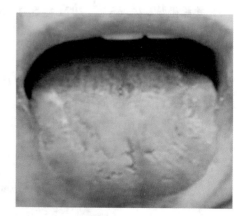
图 1-4-3

四诊（2021-07-07）： 呼吸困难好转，但偶有气短，口干好转，舌质红，略少津（图 1-4-4），脉沉细。

【处方】上方黄芪改为 35g，加党参 20g，10 剂水煎服，早晚 2 次分服。

五诊（2021-08-04）： 偶有咳嗽，咽咸，有痰，后背凉，无口干口苦，舌质红，苔薄黄（图 1-4-5），脉沉。

【处方】7 月 21 日方加杏仁 10g、桔梗 15g，10 剂水煎服，早晚 2 次分服。

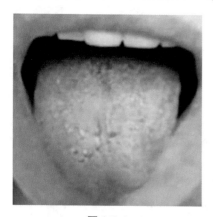
图 1-4-4

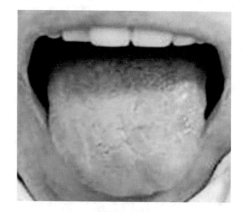
图 1-4-5

六诊（2021-09-08）： 双肺 CT 显示（图 1-4-6）间质性改变，较 6 月 23 日肺 CT 明显好转。偶有心慌，食欲下降，呃逆，舌质红，苔白（图 1-4-7），脉沉弦。

【处方】上方加甘松 15g、木香 10g，改红景天为 20g，10 剂水煎服，早晚 2 次分服。

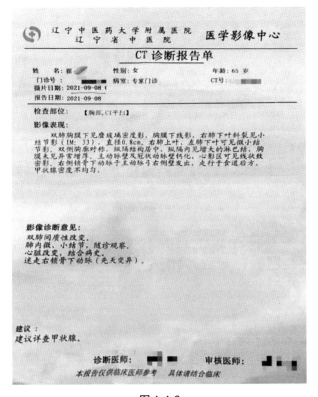

图 1-4-6

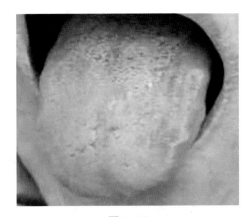

图 1-4-7

七诊（2021-11-03）：双肺 CT（图 1-4-8）较以前明显好转，偶有呃逆，咳嗽，痰多，舌略暗，苔白（图 1-4-9），脉沉弦。

【处方】6 月 23 日方加白芥子 10g，改莱菔子为 20g，10 剂水煎服，早晚 2 次分服。

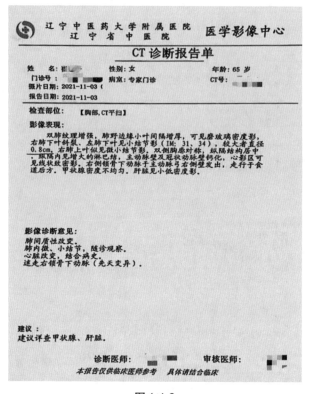

图 1-4-8

八诊（2021-11-24）：上述症状好转（图 1-4-10、图 1-4-11）。

【**处方**】予膏方：山药 300g、紫河车 50g、太子参 100g、生地黄 150g、茯苓 100g、川芎 70g、当归 150g、白术 150g、麦冬 200g、丹参 70g、五味子 50g、苦杏仁 100g、桔梗 70g、炙甘草 100g、柴胡 100g、陈皮 100g、木香 100g、川楝子 70g、

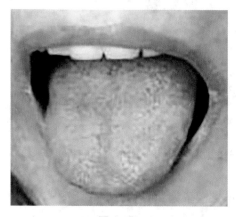

图 1-4-9

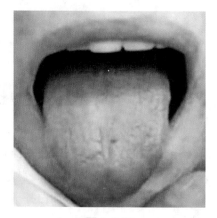

图 1-4-10

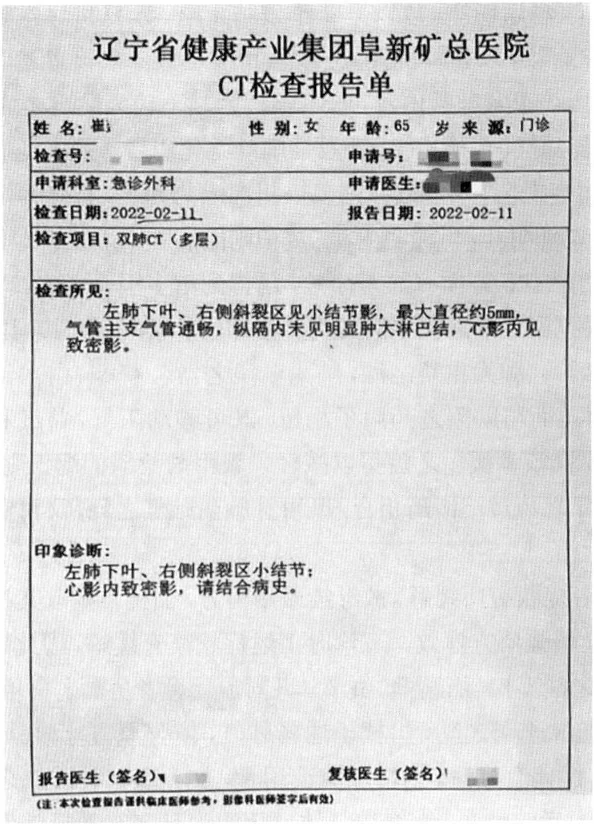

图 1-4-11

远志 100g、石菖蒲 150g、莱菔子 100g、白蔹 70g、桑椹 150g、黄精 70g、大枣 100g、沙参 100g、熟地黄 100g、阿胶 150g、鹿角胶 30g、冰糖 100g、蜂蜜 100g。35 日量，每日 1～2 次，每次 10～20ml。

（一）按语

患者因呼吸困难，咳嗽，有白色黏痰就诊，且双肺存在间质性改变，考虑患者为肺纤维化。辽宁中医药大学国家级名老中医马智教授创立自拟方"参龙煎剂"，在肺纤维化的治疗上，疗效显著。参龙煎剂主要由黄芪、沙参、熟地黄、地龙、当归、川芎、甘草等药物组成，其中黄芪、当归、川芎、地龙有取王清任《医林改错》补阳还五汤之意，有补气活血化瘀通络之作用，方中增沙参滋阴补肺以清热生津，当归养血活血，二者同用益气养阴、清补灵动，既可祛瘀通络又可养血行血，从而标本兼治。该患者咳嗽痰多，加之有畏寒之征象，乃外寒内饮之证。《难经·四十九难》有言："形寒饮冷则伤肺。"寒饮射肺，肺失宣降，则咳痰较甚。小青龙汤功可温肺化饮，方中麻黄宣肺气以解喘咳，细辛温肺化饮，然纯用辛温，恐辛散耗气，温燥伤津，故以五味子敛肺止咳、赤芍和营养血，二药与辛散之药相配，散中有收，以利肺气开阖，增强止咳之效。故该患者以参龙煎剂、小青龙汤为底方。该患者呼吸困难，咳嗽咳痰为当下较为急迫之症，桔梗、杏仁、莱菔子善于润肺降气，化痰止咳，特发性肺纤维化患者一般来说病程较长，容易反复发作，久病则损伤肺中津液，则多以阴虚燥热为主，且肺为娇脏，喜润而恶燥，沙参、麦冬属补阴药，可滋阴生津，黄柏则能清肺中虚热。地龙平喘清肺热。川芎、丹参在治疗 IPF 方面有显著疗效，已得到诸多医家青睐。黄芪、党参、白术等补气类中药，配合活血化瘀类药物丹参、川芎、路路通，共同发挥通络祛瘀，益气活血的功效。"脾为生痰之源，肺为贮痰之器"，茯苓、白术、鸡内金可健脾益气、燥湿利水，而与助阳之药附子相伍，既可鼓动阳气，益气利水之效更益，痰涎得以温化，则咳嗽痰多之症得以减轻。鳖甲与桑椹的配伍则为吕晓东教授常用以滋阴生津之药对。诸药相合，既可补肺阴肺气之耗，又可活血通络，使肺中气机通畅。

二诊时患者症状有所缓解，故继续服用前方，加桃仁则取其祛瘀之力，又有止咳平喘之功，增强原方疗效。三诊时上述症状略有缓解，因此底方基本不变，加入养心安神之酸枣仁、石菖蒲、龙骨，巩固治疗患者房颤之宿疾。红景天则取其益气活血，通脉平喘之功，川楝子通畅肺气，增强原方疗效。四诊时呼吸困难，口干好转，但偶有气短，则增加黄芪用量，加党参共补肺气之需，改善短气之症。五诊时患者咳嗽复起，杏仁与桔梗相配为吕晓东教授常用药对，杏仁入肺，有降气平喘、止咳的功效，善通腑气以降肺气；《本草求真》中记载："桔梗系开提肺气之药，可为诸药舟楫，载之上浮，能引苦泄峻下之剂……"桔梗味苦辛，专入肺经，引药上行。杏仁与桔梗相配，二者一宣一降，上可宣肺气，清肺化痰，下可降气平喘，两药相配，无论寒热，均可达到满意疗效。六诊时根据双肺 CT 对比已经明显好转，证明疗效显著，继用原方。红景天可益气活血，通脉平喘，既可治气虚血瘀所致心悸气短，适用于患者偶起之心慌，又可补脾肺气，益气健脾，既能平喘止咳，又可与甘松共同健脾开胃，提高患者食欲。木香则取其行气之长，理气降逆，缓解其呃逆之症。七诊时双肺 CT 显示较以前明显好转，偶有打嗝，咳嗽症状，白芥子辛温力雄，性善走窜，与莱菔子相配，利气机，豁痰涎，缓解咳嗽咳痰，呃逆之症。八诊时患者经过近半年治疗，症状基本好转，此时，以滋补之膏方继续调理，每日服用少许，巩固疗效。

（二）体悟

吾师吕晓东教授认为特发性肺纤维化可归为络病的范畴。清代医家叶天士认为："初病在经，久病入络。"以病程日久，迁延不愈，病邪深入络脉为特点的疾病均可归属于络病。在络病理论视角下，认为 IPF 病位在肺，以肺络损伤为主要特点，与脾、胃、肾关系密切。痰、热、瘀、毒等病理因素是 IPF 发生发展的重要条件，肺气虚、肺阴虚、肺络虚等则是 IPF 发生发展的根源。对于 IPF 的治疗，吾师在络病理论基础上提出分期论治，急性发作期其病机大抵概括为"肺热络瘀"，缓解期则为"肺虚络瘀"；吾师认为 IPF 病症病程日久，导致正气虚损、痰瘀互结，始终贯穿于 IPF 的发生与发展，故而治疗当以止咳化痰、生津润肺、补益脾肾、祛瘀通络等为基本治疗原则。在治疗 IPF 患者的过程中，根据患者不同临床表现，阳虚者常用麻黄附子细辛汤，痰涎多者多以小青龙汤、参苓白术散，气虚血瘀者多以补阳还五汤、沙参麦冬汤、乌梅丸等打底。黄芪、丹参、川芎、沙参等药物在肺痿治疗中的应用得到了诸多医家的认可，疗效上亦是收效甚佳。

（三）思维导图

详见图 1-4-12。

（四）学术思想小记

肺痿咳嗽总反复，本虚标实要兼顾，络脉瘀阻需通络，肺气阴虚当滋补。

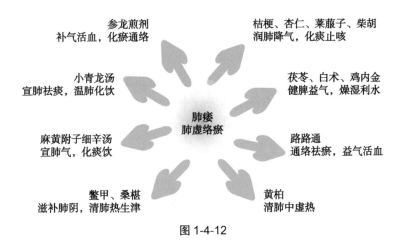

参龙煎剂
补气活血，化瘀通络

桔梗、杏仁、莱菔子、柴胡
润肺降气，化痰止咳

小青龙汤
宣肺祛痰，温肺化饮

茯苓、白术、鸡内金
健脾益气，燥湿利水

肺痿
肺虚络瘀

麻黄附子细辛汤
宣肺气，化痰饮

路路通
通络祛瘀，益气活血

鳖甲、桑椹
滋补肺阴，清肺热生津

黄柏
清肺中虚热

图 1-4-12

第五节 肺 积

一、中西医临床概述

"肺积"为古代中医病名，五积之一。《难经·五十六难》最早提出"肺积"病名。《素问·奇病论》篇："病胁下满气逆，二三岁不已，是为何病……病名曰息积,此不妨于食。"《脉经·平五脏积聚脉证》:"诊得肺积,脉浮而毛,按之辟易,胁下气逆,背相引痛,少气,善忘,目瞑,皮肤寒,秋差夏剧,主皮中时痛,如虱缘之状,甚者如针刺之状,时痒,色白也。"以上文献记载了古代中医对肺积的认识,概括性地指出了肺积的症、脉、形、色、神。为后世医家研究和治疗肺积奠定了良好基础。

中医肺积病的病因病机比较复杂,中医大家们普遍认为,肺积的形成和发展与正气虚衰、邪气侵袭密切相关。对于"正虚"的认识,不同医家侧重点有所不同,多数医家从气虚、阴虚的角度进行探讨。病变早期,邪盛而正气亏虚不明显,可以攻邪以扶正。病变后期,应以扶正为要,辅以祛邪,注意要顾护正气,不可急攻。中医名家朱震亨提出:"凡积病不可用下药,徒损真气,病亦不去,当用消积药使之融化,则根除矣。"总之,古人认为,应根据病变发展之阶段,详审邪正盛衰,辨清虚实,以及虚实的多少,恰当地使用攻补之法。

中医疾病肺积类似于西医的原发性支气管肺癌。根据流行病学调查显示,肺癌在中国恶性肿瘤发病率和死亡率中居首位,肺癌已成为危害人类健康的重要疾病之一。近年来,中医药治疗已介入肺癌的综合治疗,在稳定肿瘤病灶、延长患者生存时间、提高免疫功能、改善临床症状、提高生活质量等方面显示出一定的疗效和优势,同时也可减少放疗和化疗的毒副作用。

肺癌,全称原发性支气管肺癌,是一种起源于支气管黏膜、腺体或肺泡上皮的肺部恶性肿瘤。肺癌大致可分为非小细胞肺癌和小细胞肺癌。其中非小细胞肺癌占80%～85%,其余为小细胞肺癌。中国肺癌的发病率和死亡率一直在上升。肺癌的常见病因包括吸烟、职业和环境污染,以及电离辐射、遗传学、病毒等。肺癌的早期诊断具有重要的临床意义,只有在病变早期得到诊断和治疗,才能获得较好的疗效。

二、"调畅气机,培补元气"治肺积术后验案一则

患者王某,男,48岁,2020年9月16日初诊。

主诉: 咽干不适,肺癌术后。

现病史: 肺癌术后,咽干不适,无咳嗽,无怕冷怕热,二便正常,舌质暗,苔薄黄,伴齿痕(图1-5-1),脉弦。

既往史: 否认糖尿病、高血压、心脑血管疾病史。

过敏史: 否认食物、药物过敏史。

【**中医诊断**】肺积。

【**西医诊断**】肺癌术后。

【证型】脾气亏虚,气滞血瘀。

【治则】疏肝行气,益气生津,活血化瘀。

【处方】柴胡 10g、当归 15g、白芍 15g、牡丹皮 15g、栀子 15g、黄芪 20g、白术 15g、陈皮 15g、党参 20g、川芎 15g、丹参 15g、桔梗 15g、川楝子 30g、甘草 15g、郁金 15g、木香 5g、沙参 15g、麦冬 15g、石斛 15g、灵芝 15g。7 剂,水煎服,早中晚 3 次分服。

二诊(2020-09-23):舌质略暗,苔略黄燥,脉沉弦。

【处方】上方加鳖甲 15g、桑椹 20g。7 剂水煎服,早中晚 3 次分服。

三诊(2020-10-14):感冒后时有咳嗽,痰白,色量少。舌略暗,伴齿痕,脉沉弦。

【处方】上方加杏仁 10g、前胡 10g、白前 15g。10 剂水煎服,早晚 2 次分服。

四诊(2020-10-28):偶有荨麻疹,大便尚可,舌质略暗、略燥,伴齿痕(图1-5-2),脉弦。

【处方】上方加橘红 10g、蝉蜕 10g,15 剂水煎服,早晚 2 次分服。

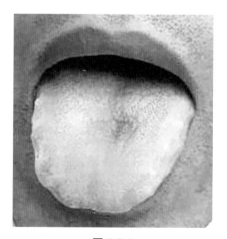

图 1-5-1

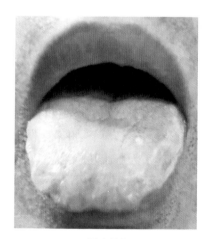

图 1-5-2

五诊(2020-11-18):症状明显好转,舌脉同前。

【处方】上方灵芝改为 25g、麦冬 25g,15 剂水煎服,早晚 2 次分服。

(一)按语

综合患者年龄、主诉、现病史、既往史等因素考虑,考虑患者久病体虚,体内存在气虚、气滞、血瘀、津亏之象,治宜疏肝行气,益气生津,活血化瘀。结合患者舌诊、脉诊,舌质暗,苔薄黄,并伴有齿痕,脉弦,说明患者肝气郁滞、瘀热互结，后天脾土虚弱，一身之气亏虚。故以补中益气汤与丹栀逍遥散为底方，补中益气，疏肝解郁，兼清郁热，使元气得补，气机得通，有助于调理患者肺癌术后素体亏虚、瘀滞不通的体质。补中益气汤源自李杲所著《脾胃论》，该方"惟当以辛甘温之剂，补其中而升其阳，甘寒以泻其火则愈"，为补中益气、顾护脾胃的经典方剂；再加川芎、丹参活血化瘀，使陈血祛新血生，改善患者体内血瘀之象；黄元御《长沙药解》一书中谈到"桔梗……治肺痈至妙，善下冲逆，最开壅塞……橘皮……善开胸膈，最扫痰涎"，两品专注于流通肺部之气机，肺主气，肺气得通，一身之气自然通畅，故予陈皮、桔梗宣通肺气，兼可利咽化痰；川楝子疏肝行气，调畅气机；郁金、木香行气解郁，使气得运、瘀得通。患者自述咽干不适，予沙参、麦冬、石斛养阴生津，此外津血同源，生津间接生血、养血，"血为气之母"，为前方补中益气汤所补益之气提供载体。灵芝补气安神，为癌症术后调理要药。

二诊时患者咽干症状有所缓解，察舌脉，舌质略暗但较上次光亮，苔略黄燥，脉沉弦，予鳖甲、桑椹滋阴润燥。三诊患者出现感冒、咳嗽，痰白量少，加杏仁降肺气止咳，前胡、白前平喘化痰。四诊患者有所好转，出现荨麻疹，上方加橘红、蝉蜕祛风透疹。五诊患者明显好转，上方基础上增加灵芝、麦冬用量，专注于调理患者久病气阴两虚的体质。

（二）体悟

肺癌术后患者多属久病体虚，体现在气虚、血虚、津亏、液失；情志多抑郁苦闷，易引起肝气郁结，气机郁滞，气不通则周身气机失司，气机升降出入失调，"气有余便是火"，煎灼肝藏之阴血而致血虚、血瘀。依据五行理论，肝气郁结后期会引起后天脾土功能异常，即所谓的木克土，脾虚湿盛，内生湿邪加重体内气机周流，形成恶性循环，上承津液的通道因气机失衡与湿邪困阻而不通。吾师吕晓东教授以"调畅气机，培补元气"为切入点，尊古而不泥于古，参以治疗肺积的丰富临床经验，在本案中运用补中益气汤与丹栀逍遥散为底方组合，培元气，疏肝气，泄肝火，使气得补，体内气机通畅；后加入活血行瘀、滋阴补液之品，以推陈出新。全方配伍精妙，复诊随诊加减，五诊后症状、舌脉均趋于正常。吾师仁心仁术，法师仲景，以经为纲，辨证精准，平素治疗肺积等消耗性疾病，良效颇多。

（三）思维导图

详见图1-5-3。

（四）学术思想小记

肺积气逆背引痛，气滞痰浊与血瘀，邪盛正虚要明辨，通络解毒见效奇。

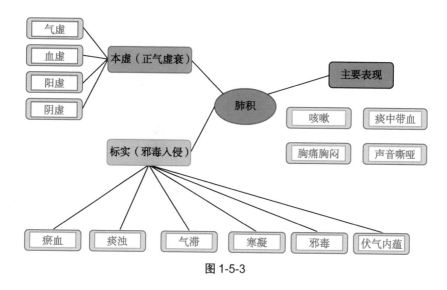

图 1-5-3

第六节 新型冠状病毒感染

一、中西医临床概述

新型冠状病毒感染是一种由新型严重急性呼吸系统综合征冠状病毒引起的急性呼吸传染疾病。目前西医治疗方案包括支持治疗、抗病毒治疗、血浆治疗、激素治疗以及干细胞治疗等。

本病属于中医学"温病""瘟疫"的范畴，中医依据疫病的发病时期、时行地区以及病邪性质形成了一套完整的治则理论体系，在此次新冠病毒感染流行期间发挥了独特的治疗优势。

二、临床验案一则（一）

患者何某，女，53 岁，2022 年 6 月 9 日初诊。
主诉： 头痛、咽痛 7 日。
现病史： 因"头痛、咽痛"于 6 月 9 日进行新型冠状病毒核酸检测，结果呈阳性，收入我院治疗。入舱复核伴有咽痛，口干口苦，大便秘结，食欲差症状，肺部 CT 示：左肺下叶磨玻璃影，体温 36.0℃，指脉氧 97%，呼吸 18 次 /min，血压 135/88mmHg，脉搏 100 次 /min。舌红，舌苔淡黄（图 1-6-1），脉弦数。
既往史： 无。

过敏史：无。

疫苗接种史：3针。

【中医诊断】瘟疫（伤肺期，初期）。

【西医诊断】新型冠状病毒感染，普通型。

【证型】肝郁气滞，郁热伤肺。

【治则】保肺理气，疏肝健脾，泻热生津。

【处方】柴胡10g、法半夏10g、黄芩15g、杏仁10g、桔梗15g、太子参10g、丹参15g、麦冬15g、炒麦芽20g、薏苡仁30g、鸡矢藤25g、火麻仁15g、厚朴15g、莱菔子20g、鸡内金10g、蒲公英30g、金银花15g、川楝子10g、木香10g、郁金15g、藿香15g、甘草10g。7剂，水煎服，早中晚3次分服。

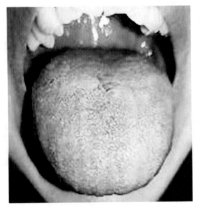

图 1-6-1

（一）按语

此案经三焦辨证，辨证为累及上中下三焦之证，上焦肺热，中焦郁热，下焦气滞。"温邪上受，首先犯肺"，该患者感染新型冠状病毒后，邪毒首先侵袭上焦，于头见头痛，于肺见咽痛。头痛咽痛一周后，日久实热入里，成肺胃之实热，因"肺主一身之气"，上焦肺之宣发肃降功能失调，则气机不畅，中焦脾胃之气升降紊乱，则脾胃虚则见纳差、乏力；下焦肝之气升发受阻，肝胆之气郁结，调达疏泄功能失常，胆火上扰则见口苦、咽干。全方以杏仁配桔梗为君，病位主在肺，患者伴有咽痛以及左肺下叶磨玻璃影，取"杏仁配桔梗"一升一降调气保肺，桔梗辛散苦泄，性平和，善上行，专走肺经，为肺经气分之要药，杏仁苦辛温，归肺大肠经，平喘同时润肠通便，新冠病毒感染以湿毒为主，所谓肺气宣则水道行，桔梗与杏仁调气保肺同时，助祛湿除邪，同时体现提壶揭盖之治则，肺之宣发肃降协调，才可达到"水精四布、五经并行"，一升一降调肺气一方面缓解咽痛，另一方面通气通便。肺与大肠相表里，予杏仁、火麻仁配伍，通过生津润下之法缓解患者大便秘结症状。加一味麦冬清养肺胃之阴，恐热盛伤及肺津。患者脉弦数，口干口苦，此为肺失清肃，热盛于内，肝升肺降之功失常，致肝气郁滞、胆火上扰，予小柴胡汤加减疏肝理气。柴胡与黄芩配伍，升清降浊、疏调肝胆、解郁退热，柴胡味苦平，主心腹，寒热邪气，推陈致新，以驱除少阳之邪，推动肝胆之气生发。黄芩味苦平，主诸热，《素问·至真要大论》记载："火淫于内……以苦发之"，黄芩与柴胡皆为苦味，且黄芩主清热燥湿，泻火解毒，量大于柴胡，更加清里郁热之功。法半夏归脾经、胃经、肺经，相比于清半夏药性更缓，同时具有调和脾胃的作用，改善患者食欲差之症，人参改太子参，配以甘草，益气防传变同时润肺生津、补中健脾。另去姜枣防生热，配以蒲公英、金银花清热解毒，辅佐黄芩清上焦邪毒。子病犯母，金病克脾土，而致气机不畅、水湿停滞，脾之清气无以升，浊气无以降，炒麦芽、莱菔子、鸡内金皆为消食药，三者共用取健脾消食、行气和胃之意，改善患者食欲差之症状。"气行则水行，气滞则水停"，川楝子疏肝行气泻热、木香行气止痛、健脾消食，两者合用疏理肝气同时行气祛湿。患者病初气机失常，津液不可随气敷布，聚而为湿，予厚朴化湿同时行气，予藿香解表化湿、薏苡仁祛湿健脾，祛里之湿邪。肺络发挥着"行血气而营阴阳"的功能，"初为气结在经，久则血伤入络"，所以肺病应注意肺络之通调，予丹参、鸡矢藤、郁金活血通经、止痛解毒。

（二）体悟

本案从三焦辨证入手阐述感染新冠病毒后所发头痛、咽痛、口干、口苦等症状。

三焦分为上中下焦，胸膈以上为上焦，包括心肺，中焦包括脾与胃，脐以下为下焦，包括肝肾、大小肠、膀胱。温邪上受，首先犯肺，顺传至脾胃，所致上焦肺实热，表现为咽痛，热邪郁于上，表现为头痛，中焦脾胃失调表现为食欲较差、大便秘结。由于"肺主一身之气"，《素问·六节脏象论》说："肺者，气之本。"同时肝气由左升发，肺气由右肃降，肺受温邪而乱，从而肝胆疏泄失常，下焦初受温邪，胆火郁热，表现为口干口苦。

考虑该患者病症累及上中下三焦，且病因以温邪为主，病位主在肺。此案之热郁气滞之实热证从清肺理肺入手，治疗侧重于通调肺气，恢复肺之宣发肃降，则理一身之气通畅，缓解咽痛，调理肝胆，又因肺与大肠相表里，宣肺治大便秘结体现提壶揭盖之方法；再而配合清热疏肝之药缓解肝气郁滞，胆火上扰；又予健脾保津之药，调脾胃之虚弱，恐热盛而伤阴。杏仁配桔梗一升一降，调畅肺气，疏理肝气，同时杏仁润肠通便。柴胡、黄芩又加升清降浊之功，又配蒲公英、金银花清热解毒，解肺之实热，又予麦冬滋阴保津；日久累及中焦，恐气机失常，津液不可随气敷布，中焦脾虚生湿，厚朴、藿香、薏苡仁化湿同时行气，炒麦芽、莱菔子、鸡内金健脾和胃，通过化湿、行气、健脾三个方面改善患者食欲不振之症状。川楝子、木香、柴胡、黄芩又加疏肝行气泻热之功，祛下焦之邪，缓口干口苦之症；最后由于"肺朝百脉"，肺络"行血气而营阴阳"，恐泻热入血，气滞血瘀，所以治疗应考虑活血通肺络，予丹参、鸡矢藤、郁金共奏活血通络、行气止痛之功。

（三）思维导图

详见图1-6-2。

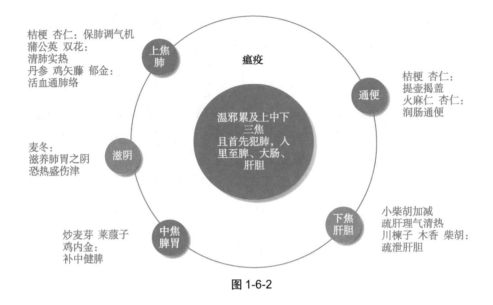

桔梗 杏仁：保肺调气机
蒲公英 双花：
清肺实热
丹参 鸡矢藤 郁金：
活血通肺络

上焦肺

瘟疫

桔梗 杏仁：
提壶揭盖
火麻仁 杏仁：
润肠通便

通便

温邪累及上中下三焦
且首先犯肺，入里至脾、大肠、肝胆

麦冬：
滋养肺胃之阴
恐热盛伤津

滋阴

炒麦芽 莱菔子
鸡内金：
补中健脾

中焦脾胃

下焦肝胆

小柴胡加减
疏肝理气清热
川楝子 木香 柴胡：
疏泄肝胆

图 1-6-2

（四）学术思想小记

温病初起先犯肺，气机调畅乱而滞，杏桔相配来醒醐，气顺肺肝脾皆行。

三、临床验案一则（二）

患者王某，女，74 岁，2022 年 6 月 5 日初诊。

主诉： 咳嗽 3 天。

现病史： 咳嗽，痰白稠，口干口苦，后背热，寐差，饮食、大小便尚可，查肺 CT，结果显示双肺未见明显异常；新型冠状病毒核酸阳性；舌质红，苔淡黄（图 1-6-3），脉滑。

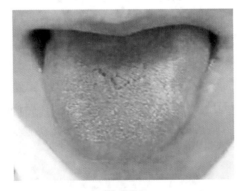

图 1-6-3

既往史：脑梗死、冠心病等疾病。

过敏史：否认食物、药物过敏史。

【中医诊断】新型冠状病毒感染轻型。

【证型】邪伏膜原，肝郁气滞证。

【治则】清热解毒，化痰止咳，解郁安神。

【处方】蜜麻黄 8g、杏仁 10g、甘草 15g、连翘 15g、金银花 15g、蒲公英 15g、桔梗 15g、莱菔子 15g、黄芩 15g、柴胡 10g、玉竹 15g、麦冬 15g、生龙骨 15g、生牡蛎 15g、石斛 15g、桃仁 10g、石菖蒲 15g、厚朴 15g、陈皮 15g、远志 10g、浙贝母 15g。7 剂，水煎服，早中晚 3 次分服。

（一）按语

结合患者病史、体质、发病季节、病程长短等因素，综合考虑此案为新型冠状病毒感染轻型的邪伏膜原，肝郁气滞一证。中医认为新型冠状病毒感染属于"瘟疫"的范畴，《温疫论·原病》"疫者，感天行之疠气也"，说明它是传染性较强的一种疾病。本次新冠病毒感染以"疠气毒邪"为主要致病因素，肺为娇脏且位置最高，是清虚之体，外合皮毛，开窍于鼻，与天气直接相通，故疠气毒邪无论从口鼻还是皮毛而入均可闭阻肺之气机，宣发不利，浊气不出，郁而化热。结合患者临床表现和脉象特点发现，肺气郁闭，子病犯母，导致脾主运化功能失常，水湿停聚。中医认为脾喜燥恶湿，湿易困遏中焦气机，湿滞日久，郁而化热，湿热蕴结中焦脾胃，肝胆疏泄异常，胆汁外溢，口干口苦。热病伤阴，阴不敛阳，阳不入阴，阳盛扰神；加之年老体虚，冠心病病史耗伤气血，气血不足，血不养神故寐差；或肝郁日久化火，母病及子，肝火扰心，心神不安而不寐。邪热亢盛则舌红，半表半里则苔淡黄，脉象滑为邪气壅于内，正气不盛，气实血涌故脉来流利，应指圆滑，故舌脉与风寒袭肺，入里化热伤阴证相吻合。吕晓东教授以三拗汤合小柴胡汤配伍加减进行治疗，考虑患者以咳嗽为主诉就诊，故用三拗汤止咳化痰平喘，配伍桔梗，与杏仁一升一降，相须为用宣降肺气，予蒲公英、金银花、连翘火郁发之以清上焦之肺热，予黄芩清胸膈郁热，浙贝母清热化痰，共奏清热解毒之功；邪在少阳，既不在表，也不在里，而在表里之间，唯宜和解之法，方用小柴胡汤也，柴胡苦平，入肝胆经，透泄少阳之邪，并能疏泄气机之郁滞；黄芩苦寒，清泄少阳半里之热；柴胡配黄芩，和解少阳，清热解毒，疏肝解郁；结合患者邪气入里化热伤阴情况较重，且并未出现明显呕吐，故去半夏、人参加石斛、麦冬、玉竹滋养肺胃二阴，既防苦寒之品伤阴之弊，又可补阴使阴阳平衡以缓解不寐之证。用龙骨、牡蛎重镇之品加石菖蒲、远志安神定志。陈皮主行脾胃之气，脾胃地处中焦，中焦之气通行，使三焦之气随之涌动。三焦为决渎之官,通行水液,与湿相伴;厚朴燥湿消痰,二者配伍治疗湿邪袭肺出现咳嗽有痰,痰液黏稠效果颇佳。另外,厚朴、莱菔子除胃肠气滞,加强蠕动。考虑到患者冠心病和脑梗死病史,应用中医久病必瘀的思想,配伍桃仁活血化瘀以通心脉。

(二)体悟

吾师吕晓东教授认为新型冠状病毒感染属于中医学"瘟疫"范畴,临床分为基础型、寒湿型、湿热型和肝郁型。但以"寒湿毒"邪气侵袭机体最为常见,吕晓东教授在治疗新冠病毒感染时重视辨证论治,根据患者的临床表现应用古方进行加减治疗,以提高机体对抗疾病的能力,这也凸显了中医药治疗新冠病毒感染的明显优势。针对目前全球新冠病毒感染无症状患者较多,吾师认为除药物治疗外,还需要做好预防措施。中医认为"正气存内,邪不可干",起居有常,合理膳食,减少聚集,适度运动等方法可保证体内正气充足,以降低传染风险。

(三)思维导图

详见图 1-6-4。

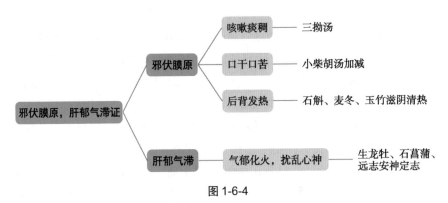

图 1-6-4

第二章　心系疾病

第一节　心　悸

一、中西医临床概述

心悸是临床常见的疾病之一，患者常自觉心中惊惕不安，更有甚者不能自主的病症，病情较轻则为惊悸，病情较重则为怔忡。惊悸、怔忡虽属于同类，但有所区别。惊悸多由外界刺激诱发，时发时止，病势短而浅，怔忡由内因引起，病情深重。中国古代先贤常将"惊悸""怔忡"并称为"心悸"，《诸病源候论•虚劳病诸候》对惊悸有所记载："虚劳损伤血脉，致令心气不足，因为邪气所乘，则使惊而悸动不定。"《医学正传》则对惊悸与怔忡分别进行了描述："怔忡者，心中惕惕然动摇而不得安静，无时而作者是也；惊悸者，募然而跳跃惊动，而有欲厥之状，有时而作者是也。"七情过极、剧烈运动、嗜烟酒、饮浓茶等，均是心悸的重要诱发因素。心悸的病机总属于本虚标实，本虚是指脏腑功能失调导致的气、血、阴、阳亏损，心失濡养。标实为水饮内停、心血瘀阻、痰浊阻滞，气血运行不畅而致心神不宁。心悸患者虚证居多，但虚实常可相互转化，相互夹杂。根据心悸之病因病机，在治疗时要根据本虚标实各自的轻重缓急加以施治，虚者以补益为主，调整阴阳平衡，力求气血调和通畅；实者以清为主，分别采取以祛湿、化痰、清热、消饮等措施，使邪去正安，心神得宁。心悸常选针灸作为辅助的治疗措施，选取内关、神门、心俞、中庭、膻中、足三里、气海等穴位，其中中庭、膻中平刺，余直刺，留针30分钟为宜。

心悸相当于西医的心律失常，如心动过速、心动过缓、室性期前收缩、阵发性室上性心动过速、心房纤颤、房室传导阻滞等。心律失常的病因可分为三类：①心脏本身的因素，心脏的器质性病变导致心肌细胞的电生理异常，从而诱发心律失常；②全身性因素，感染、中毒等；③其他器官障碍的因素，其他器官出现器质性或功能性改变时亦可引发心律失常，如发热、贫血、甲状腺功能亢进等。在临床中，面对心律失常的患者，首先要判断心律失常的轻重以及是否会危及生命。应对急性心律失常的患者，在治疗原发病的同时，需要寻找引起心律失常的病因，纠正其诱因[1]。

二、论治心悸验案一则

患者米某，男，60岁，2021年5月12日初诊。

主诉：心悸半年余，加重一周。

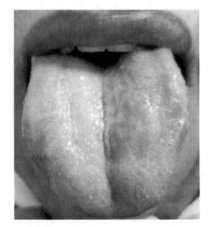

现病史：心悸，伴有左肩胛及左上肢酸楚，夜寐欠安，醒后无法入睡，心烦易怒，激动欲哭，怕热，口干口苦。夜尿1～3次，大便2～3天/次，便干，舌体胖大，舌质略暗，苔淡黄腻（图2-1-1），脉沉。

既往史：无。

过敏史：否认食物、药物过敏史。

【中医诊断】心悸。

【西医诊断】心律失常。

【证型】痰火扰心，瘀血阻滞。

【治则】清热化痰，活血化瘀。

图 2-1-1

【处方】柴胡10g、半夏10g、龙骨15g、黄芩15g、甘草15g、牡蛎15g、大黄10g、茯苓15g、党参25g、桃仁10g、郁金15g、木香10g、厚朴15g、竹茹15g、枳实15g、陈皮15g、丹参15g、薏苡仁20g、赤芍15g、鳖甲15g、桑椹25g。7剂，水煎服，早中晚3次分服。

二诊（2021-05-19）：上诉症状好转，舌体胖大，舌质略暗，苔淡黄（图2-1-2），脉沉。

【处方】上方加川楝子10g、乌梅20g，厚朴改为20g，10剂，水煎服，早晚2次分服。

三诊（2021-06-02）：患者舌质略暗，苔薄黄（图2-1-3），脉沉，时有心慌，夜间盗汗。

【处方】上方加苍术8g、黄芪25g，10剂，水煎服，早晚2次分服。

---

[1] 刘阔. 心律失常的诊治进展[J]. 中国处方药，2021，19（9）：23-26.

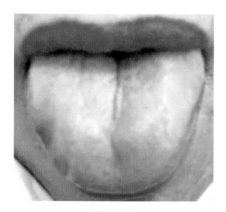

图 2-1-2

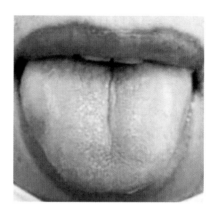

图 2-1-3

（一）按语

根据患者症状，将此医案辨为心悸，痰火扰心，瘀血阻滞证，治疗患者常用清热化痰、活血化瘀之法，心悸症状得到改善。该患者心烦易怒，激动欲哭，情绪抑郁不舒，气行不畅，体内水液代谢障碍积聚成痰，日久化火，痰火扰心，故出现夜寐欠安，醒后无法入睡，怕热，口干口苦。夜尿1～3次，大便2～3日一行，便干，舌体胖大，苔淡黄腻，脉沉，血行不畅成瘀，则舌质略暗。吕晓东教授以柴胡龙骨牡蛎汤为底方，《伤寒论·辨太阳病脉证并治》云："伤寒八九日，下之，胸满烦惊，小便不利，谵语，一身尽重，不可转侧者，柴胡加龙骨牡蛎汤主之。"方中柴胡善疏半表之邪，黄芩善清半里之热邪，二者相配，一散一清，可清少阳之邪。龙骨、牡蛎可安神定志以改善患者心悸、失眠等症。半夏具有镇静催眠之效，党参具有安神之功。木香、郁金为颠倒木金散的基本组成。木香、郁金相配，通气行血，散肝郁且化血瘀。半夏、陈皮、竹茹、枳实、茯苓、甘草共同配伍为温胆汤。温胆汤为安神之剂，《三因极一病证方论·惊悸证治》记载温胆汤："治心胆虚怯，触事易惊，或梦寐不详，或见异物，致心惊胆慑，气郁生涎，涎与气搏，变生诸证，或短气悸乏，或体倦自汗，四肢浮肿，饮食无味，心虚烦闷，坐卧不安。"半夏化痰的同时可理气，与陈皮相配增加化痰之功，使温凉适宜。枳实利气，与半夏相配伍，气滞得畅，痰湿得化。茯苓健脾渗湿利水，促脾运化，祛除体内痰湿。鳖甲镇惊宁心。丹参安神养心，桃仁润燥通便。厚朴行气、化痰燥湿。薏苡仁、桑椹健脾渗湿，赤芍行气活血。诸药相合，气血运行顺畅，痰瘀得消，邪热得清。其症可除。

二诊患者上述症状好转，予川楝子、乌梅生津清热；厚朴改为20g，增加其化痰行气之功效。

三诊患者时有心慌，夜间盗汗。在上方基础上加苍术、黄芪以燥湿止汗；《本草备要》认为黄芪："生用固表，无汗能发，有汗能止，温分肉，实腠理，泻阴火，解肌热。"

（二）体悟

心悸是中医内科的常见病，易反复发作，影响着人们的生活，虽病位在心，但与肝脾密切相关，肝气不舒，情志不畅，气机逆乱，心中悸动不宁。《医学正传》曰："夫怔忡惊悸之候，或因怒气伤肝……因而心血为之不足……故神明不安，而怔忡惊悸之证作矣。"脾虚运化功能失调，水湿内停，积聚成痰，痰饮随经上凌于心，心阳受其困扰，无力发挥推动温煦之功，故致心悸。心悸临床表现多种多样，十分复杂，在治疗时需从整体出发，秉承着治病寻本的原则，从根源入手，追求阴阳和合。辨证施治是中医治疗疾病的精髓所在，在遣方用药时，药性偏颇之剂勿投，以防伤正，应追求阴阳平衡，引导机体正气胜邪，令心神安，五脏和。吕晓东教授尊古而不泥古，辨证使用经方的同时，借鉴现代中医药药理研究成果，经不断创新，随证加减，效果显著。

（三）思维导图

详见图2-1-4。

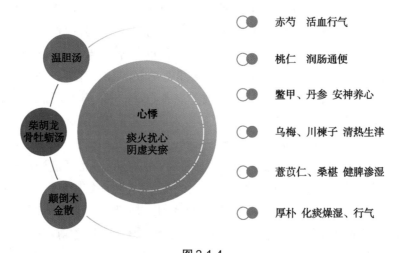

图 2-1-4

（四）学术思想小记

心悸当分虚与实，虚者而致心失养，实证则见心不宁，扶正祛邪乃可安。

第二节 胸 痹

一、中西医临床概述

胸痹是指以胸痛为主，甚至胸痛彻背，喘息严重，不能平卧为主要临床症状的疾病。轻症者只感到胸闷钝痛，呼吸不顺畅，重症者则以胸痛为重，尤其严重的人甚至有心痛彻背，背痛彻心。"胸痹"的概念最早见于《灵枢·本脏》"肺小则少饮，不病喘喝；肺大，则多饮，善病胸痹、喉痹、逆气"。《黄帝内经》首次对胸痹作了较为详细的论述。东汉张仲景在《金匮要略》中专门设立了"治胸痹心痛短气病脉"这一主题，提出了胸痹心痛两种病症，主张"心痛"属于"胸痹"疾病的范畴，和总结胸痹的发病机制"阳微阴弦"，并提出了经典的代表方，"胸痹之为病，喘息咳唾，胸背痛，短气，寸口脉，沉而迟，关上小紧数，瓜蒌薤白白酒汤主之""胸痹不得卧，心痛彻背者，瓜蒌薤白半夏汤主之"。临床上胸痹常与真心痛鉴别，《灵枢·厥病》："真心痛，手足清至节，心痛甚，旦发夕死，夕发旦死。"真心痛是胸痹进一步发展形成的，特点是心痛严重，甚至持续神志不清，伴有出汗、四肢凉、面色白、唇紫、四肢关节发青、脉微或结代等危重证候。胸痹的病因包括寒邪入侵、饮食失调、气虚、疲乏、内伤、年老体虚等。胸痹的发病机制以心脉梗阻为主，病位于心脏，累及肝、脾、肾、肺。虚证胸痹以心、肝、脾、肾、肺等气血阴阳亏虚，致心脉营养丧失，不荣而痛为主；实证胸痹以气滞、血瘀、寒凝、痰湿等痹阻心脉，致不通而痛为主。临床上胸痹常在发作期和缓解期交替出现，实证主要应用于发作期或发病初期，缓解期则以虚证为主。

西医认为胸痹与冠状动脉粥样硬化性心脏病属于同一范畴。慢性稳定型劳力性心绞痛是一种以严重冠状动脉狭窄为基础的临床综合征，当心肌负荷增加时，会导致短暂而严重的缺血和缺氧。该疾病的主要特征是胸骨后短暂的压迫痛或窒息，特征是短暂的胸部不适，部分患者可能会发生不稳定型心绞痛、心肌梗死及心力衰竭等病情变化。在临床上，如遇到复杂胸痹的患者，病情虚实夹杂，几种证型相兼为病，则医者应以经验辨证论治，力求标本兼顾。

二、从虚实夹杂论治胸痹验案一则

患者孙某，女，80岁，2021年1月13日初诊。

主诉：反复胸闷胸痛20余年，加重3天。

现病史：患者20余年来反复出现胸闷胸痛症状，治疗后可缓解，3天前胸闷胸痛再次发作，未系统诊治，胸闷气短，心慌，活动尤甚，心绞痛经常发作，后背疼痛，胃脘胀满，怕冷，头晕眩晕，口干口苦，脚凉，无抽搐，下肢无水肿，时有盗汗，纳可，二便可，舌质暗，苔略黄燥。

既往史：高血压病史，冠心病病史，2003 年行心脏搭桥手术，否认糖尿病病史。

【中医诊断】胸痹。

【西医诊断】冠状动脉粥样硬化性心脏病。

【证型】阳虚痰凝血瘀。

【治则】通阳宽胸，祛痰化瘀。

【处方】当归 15g、生地黄 15g、桃仁 10g、红花 15g、赤芍 15g、柴胡 10g、川芎 15g、牛膝 15g、桂枝 15g、桑椹 25g、薤白 15g、丹参 15g、鳖甲 15g、黄芩 15g、法半夏 15g、瓜蒌 15g、厚朴 20g、乌梅 15g、菊花 15g、白蒺藜 15g、甘草 10g，10 剂水煎服，早晚 2 次分服。

二诊（2021-01-19）：胸闷痛略缓解，心下痞，仍有头晕。舌质红，苔略黄燥。

【处方】前方加莱菔子 15g、鸡内金 15g、川楝子 8g、三七 2g。10 剂，水煎服，早晚 2 次分服。

三诊（2021-02-10）：胸痛好转，活动后心慌、气短，胃胀，四肢发冷，二便可，头晕，手麻，盗汗严重，时有胸闷，仍有口干口苦，双下肢无水肿，舌质略紫暗，苔薄白（图 2-2-1），脉弦细。

辅助检查：心电图示 ST-T 异常，心肌缺血。

【处方】制附子 10g、牡丹皮 15g、茯苓 15g、干姜 5g、肉桂 5g、桂枝 10g、泽泻 10g、山茱萸 10g、山药 25g、白术 15g、熟地黄 10g、厚朴 15g、川楝子 10g、鳖甲 15g、桑椹 25g、柴胡 10g、桃仁 20g、芍药 20g、川芎 15g、甘草 15g、丹参 15g、五味子 10g、麦冬 20g、地龙 15g，10 剂，水煎服，早晚 2 次分服。

四诊（2021-02-24）：胸闷减轻，时有心慌，动则尤甚，盗汗好转。舌质略紫暗，苔薄白（图 2-2-2），脉弦而细。

【处方】前方加路路通 15g、白蒺藜 15g、三七粉 2g，10 剂，水煎服，早晚 2 次分服。

五诊（2021-03-15）：胸闷、心慌好转，盗汗好转，舌质略暗，苔白。（家属代述）

【处方】前方加薤白 15g，10 剂，水煎服，早晚 2 次分服。

（一）按语

首诊患者高龄，年老体虚，且素体健康状态较差，基础病较多，先胸痹处于发作期，现病情复杂，虚实夹杂，证属心阳不足、心血瘀阻、气滞心胸、痰浊闭

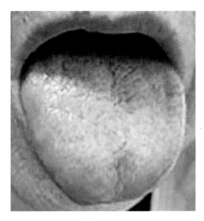

图 2-2-1

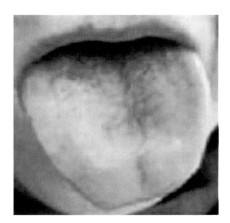

图 2-2-2

阻，气滞血瘀痰浊相互为病；患者胸痛常作，且胸闷，胃脘胀满，方选血府逐瘀汤合枳实薤白桂枝汤加减，舌质暗，可见有瘀，以血府逐瘀汤活血化瘀，行气止痛。清代王清任《医林改错》中描述"胸疼在前面，用木金散可愈。后通背亦疼，用瓜蒌薤白白酒汤可愈。在伤寒，用瓜蒌、陷胸、柴胡等，皆可愈。有忽然胸疼，前方皆不应，用此方一付，疼立止"。血府逐瘀汤中桃仁能破血益气，化瘀润燥，红花能活血化瘀止痛，此为君药。赤芍、川芎具有活血化瘀作用，牛膝具有活血化瘀、通经止痛、止血的作用，此为臣药。生地黄、当归养血益阴津，清热活血。柴胡能平肝、解郁、养阳、理气活血，以上是佐剂。甘草调和诸药，亦为补益之药物。另加入丹参活血化瘀止痛。口干口苦，舌苔略黄燥，均为热象，患者素有头晕、眩晕，加鳖甲、桑椹滋阴潜阳，黄芩清热，菊花和白蒺藜进入肝经，起镇肝之作用。枳实薤白桂枝汤出自《金匮要略》"胸痹心中痞，留气结在胸，胸满，胁下逆抢心，枳实薤白桂枝汤主之，人参汤亦主之"。患者病久正气亏虚，厚朴消痞散结，祛胀气，桂枝上焦能暖心阳、下焦能温阴气，既能通阳，又能降逆。所谓降逆可防止阴气升逆，通阳可防止阳气内结。瓜蒌苦寒，擅长润滑，可开胸化痰。薤白在心温阳散气，加乌梅平复而安肠胃。

二诊患者仍有心下痞，加莱菔子、鸡内金能消食除胀，降气化痰，健脾胃；加三七滋补养血，川楝子行气止痛。三诊患者现下胸痹转为缓解期，热象消失，胸痛心绞痛好转，转为心悸为主，证属心肾阳虚兼存气阴虚及血瘀，主要因肾阳虚，气化不利不能滋养心脉，方选金匮肾气丸合丹参生脉饮加减，《金匮要略》："夫短气有微饮，当从小便去之，苓桂术甘汤主之，肾气丸亦主之。"金匮肾气丸"益火之源，以消阴翳"，辅以利水渗湿。金匮肾气丸中桂枝、附子具有温肾助阳之功用。熟地黄、山茱萸、山药三药，可滋补肝、脾、肾阴，因此使阴阳共同成长。本配方刚柔结合，能使肾脏活力无限，泽泻与茯苓分水利尿，牡丹皮治疗血分疗效甚好，同时与桂枝配合使用，可调血分积滞。此方中药物共用，可助阳虚化水，滋养阴虚而生气，使肾阳得以提升，气化如常。此外，加肉桂温肾阳，引火归原，干姜温散寒，归阳通脉；患者心悸气短，故用丹参生脉饮，此方由益气养阴的经典古方生脉饮化用而来，孙思邈《备急千金要方》："脉为血之道，得气则充，失气则弱。本方以补气而使血道充盈，脉气以复，故名生脉饮。"麦冬清热养阴，五味子收敛止汗，丹参通络活血，行气止痛，血为气之母，则气血调达。患者舌质略紫，继续前方血府逐瘀汤中桃仁破血行滞，芍药、川芎助君药活血祛瘀。柴胡疏肝解郁，升达清阳，使气行则血行，另加川楝子行气止痛，地龙增强活血破瘀之功。患者仍有头晕，沿用前方鳖甲、桑椹滋阴潜阳。四诊患者症状减轻，加路路通增强利水之效，加三七粉滋补养血，白蒺藜行气活血。五诊患者服药 2 个月，胸闷胸痛好转，心慌气短好转，无盗汗，加薤白继续行辛温通阳散结之功用。

（二）体悟

胸痹临床上病情复杂，多为本虚标实，虚实夹杂，在发作期表现胸痛，以标实为主，缓解期临床症状多为心悸，以本虚为主，临证时应补其不足，泻其有余。本虚当以补为主，根据患者症状权衡出病为心之气血阴阳之不足，以及重视脏腑，观其有无兼见肝、脾、肾脏之亏虚，调阴阳补气血，调整脏腑之偏衰，尤其应当重视补心气、温心阳；标实当以泻为主，针对血瘀、寒凝、痰浊而活血、温通、化痰，尤重活血通络、祛瘀化痰。补和泻的目的都在于使心脉得通，通则不痛，故活血通络法可根据不同的患者视病情，随证配合。由于胸痹多为虚实夹杂，故在临床诊治上应做到补虚同时勿忘邪实，祛实同时勿忘本虚，权衡标本虚实的程度，确定补泻配合之适度。临床上患者往往病情复杂，并非单一表面，尤其是如本案例中老年体虚，既往基础病较多，病情发展变化迅速，更需要仔细辨证，治病求本，随着疾病发展及用药过程，不断调整用药，找到最适合当下的治疗方法。吕晓东教授四诊合参，辨证论治，因患者病情变化制宜，尊崇经典，获益良多。

（三）思维导图

详见图 2-2-3。

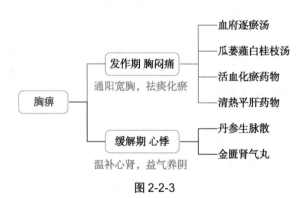

图 2-2-3

第三节 不 寐

一、中西医临床概述

不寐是以经常不能获得正常睡眠为主症的疾病，主要表现为睡眠时间和睡眠深度的不足[1]。不寐程度较轻者表现为睡眠困难，入睡时间较长或睡眠过程中睡眠程度浅，或睡时容易惊醒；不寐程度严重则表现为整夜无法入睡。《黄帝内经》中称不寐为"不得卧""目不瞑"，并且认为不寐是由外邪之气伤及脏腑，人体的卫气行于阳，不能入阴所致。《素问·逆调论》提出"胃不和则卧不安"。《难经·四十六难》最早地提出了不寐病名并表述了老人不寐的病机："老人卧而不寐，少壮寐而不寤者，何也？然：经言少壮者，血气盛，肌肉滑，气道通，营卫之行，不失于常，故昼日精，夜不寤。老人血气衰，肌肉不滑，营卫之道涩，故昼日不能精，夜不能寐也，故知老人不能寐也。"同时在《金匮要略·血痹虚劳病脉证并治》"虚劳虚烦，不得眠，酸枣仁汤主之"，指出了在人体肝血不足时，由于虚热烦躁从而引起不寐证，开创了通过辨证论治不寐的先例。不寐病因很多，一是日常饮食不节，如《张氏医通·不得卧》云："脉滑数有力不得卧者，中有宿滞痰火，此为胃不和则卧不安也。"二是情志失常，如《类证治裁·不寐》曰："思虑伤脾，脾血亏损，经年不寐。"三是劳逸失调，病后体虚如《景岳全书·不寐》"无邪而不寐者，必营气之不足也，营主血，血虚则无以养心，心虚则神不守舍"。四是年老体虚如《难经·四十六难》"血气衰，肌肉不滑，营卫之道涩，故昼日不能精，夜不得寐也"。不寐的基本病机总属阳盛阴衰，阴阳失于交和。对不寐病机的认识中，一方面认为阴虚不能使阳入于阴，所导致不寐，另一方面认为阳盛不得全部入阴，所导致不寐。不寐病在中医临床治疗上常见的证型为肝火、痰热扰心、心脾两虚、心肾不交、心胆气虚。中医治疗原则以补虚泻实，调整脏腑阴阳为主。实证则泻其有余，如疏肝泻热、清化痰热、消滞和中；虚证补其不足，如益气养血、健脾、补肝、益肾等。不寐病在预防调护中应当重视患者精神调护和睡眠质量监控，对患者积极地进行心理情绪调整，使其克服过度的紧张、兴奋、焦虑、抑郁、惊恐、愤怒等不良情绪，做到喜怒有节，保持精神舒畅，有助于良好的睡眠。

不寐病可与抑郁症相鉴别：抑郁症与无精神因素的单纯失眠均表现为入睡

---

[1] 张伯礼，吴勉华. 中医内科学 [M]. 北京：中国中医药出版社，2017.

困难，睡眠时间不足等，但抑郁症是一种常见的精神疾病，除失眠外还主要表现为心情压抑，情绪低落，担心自己患有各种疾病，感到全身多处不适，而无精神障碍因素的失眠则仅表现为睡眠困难，无情绪性症状。

现代医学认为失眠症是以频繁而持续的入睡困难和／或睡眠维持困难并导致睡眠感不满意为特征的睡眠障碍。可孤立存在，或者与精神疾病、躯体疾病或药物滥用共病，可伴随多种觉醒时功能障碍。关于失眠的诊断目前在《中国成人失眠诊断与治疗指南》中的诊断标准为：①睡眠潜伏期延长，入睡时间>30min；②睡眠维持障碍，夜间觉醒次数≥2次，或凌晨早醒；③睡眠质量下降，睡眠浅、多梦；④总睡眠时间缩短，通常<6h；⑤日间残留效应，次晨感到头昏、精神不振、嗜睡、乏力等。

二、从"阴阳平衡"论治不寐病验案一则

患者戴某，女，61岁，2021年10月20日初诊。

主诉：患者睡眠质量差，近一周入睡困难加重。

现病史：入睡困难，睡时多梦，心烦易怒，五心烦热，烘热汗出，大便干燥，小便正常，呃逆，少腹胀怕冷，双下肢无浮肿，舌质淡红，苔白（图2-3-1），脉沉弦，查胃镜提示：肠道炎症。

既往史：否认既往史。

过敏史：否认食物、药物过敏史。

【中医诊断】不寐。

【西医诊断】失眠。

【证型】阴虚扰神。

【治则】滋阴清热安神。

处方：柴胡10g、生龙骨15g、生牡蛎15g、茯苓15g、桂枝15g、酒大黄10g、黄芩10g、党参20g、火麻仁15g、鸡血藤15g、鸡内金15g、大腹皮15g、木香10g、郁金15g、厚朴15g、法半夏10g、黄连15g、竹茹15g、枳实15g、甘草15g、川楝子8g、远志10g、石菖蒲15g。7剂，水煎服，早晚2次分服。

二诊（2021-10-27）：上药服7剂，苔白（图2-3-2），失眠有所好转，偶有打嗝。

【处方】上方加赤芍15g、小茴香8g，10剂，水煎服，早中晚3次分服。

三诊（2021-11-10）：失眠症状好转，胃胀好转，大便正常。

【处方】上方改为川楝子10g，加当归15g、莱菔子20g，10剂，水煎服，早中晚3次分服。

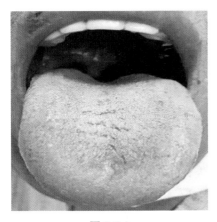
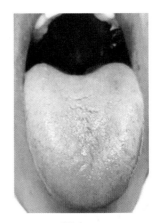

图 2-3-1　　　　　　　　　　　　　　　　图 2-3-2

（一）按语

通过患者所述主症并结合舌脉，诊断为不寐。患者出现心烦易怒、五心烦热之症，多因阴虚火旺所致心神不安，故用柴胡桂枝龙骨牡蛎汤作为基础方，本方源自《伤寒论》第 107 条："伤寒八九日，下之，胸满烦惊，小便不利，谵语，一身尽重，不可转侧者，柴胡加龙骨牡蛎汤主之。"此方本应治疗少阳病误下后，邪热入里，烦惊谵语等症。吕晓东教授将此方中生半夏变为法半夏，使得半夏清热减弱，祛痰功效增加，同时法半夏更增降逆止呕之功。酒大黄泻下缓和，以防津亏，人参变为党参，减其滋腻。同时方中加桂枝变为柴胡桂枝龙骨牡蛎汤，桂枝辛甘性温能调和营卫，使得机体营卫协调，使热邪从外而解。龙骨、牡蛎重镇安神，二药配伍软坚散结、滋阴潜阳并且与桂枝相配伍能通心阳、滋肾阴，镇潜安神。方中配伍木香、川楝子、郁金则疏肝理气，使得气机舒畅，并且配伍厚朴、法半夏、枳实兼以燥湿化痰，从而痰祛神清。此外应用补虚泻实以安眠之思想，复以酒大黄、黄连、火麻仁，清热泻下通便，清中焦之郁热，缓大便之干结，解热除烦以安神，再用甘草、党参，和血缓急，调和阴阳，另加竹茹清热除烦止呕。全方益阴和血，敛神定志，使阳入于阴，故为治疗失眠经典用方。患者出现心烦易怒，五心烦热，舌质淡红，苔白，脉沉弦，此为阴血不足，阴液不足，阴虚不能敛阳，治疗则以滋阴敛阳，养血安神为主，则加入远志、石菖蒲药物，以奏主方安神之功效。此方有补有泻，有潜有升，有寒有热，使通达肝气，清热补阴的同时下里之实热，潜上之浮阳。

二诊时症状有所缓解，效不更方，治守前意观察，但患者仍有打嗝、胃部不舒等症状，此为中焦气机不畅之体现，遂上方加赤芍 15g、小茴香 8g，理血理气。

三诊时患者失眠症状好转，胃胀好转，大便正常，此时患者脾胃虚弱，升降失和，中焦不畅则见有腹胀等，考虑到脾虚运化不及则水谷转运不当，郁而化热,胃不和则卧不安,导致睡眠欠佳,为持续使患者达到良好的睡眠状态,应及时固护脾胃,故上方改为川楝子10g,加当归15g、莱菔子20g。

(二)体悟

临床上患者出现失眠或入睡困难等临床表现,患者通常病情较为复杂,并不是教材中所述的单一病证,在临床治疗时,应当首先辨证,抓其主症。本案中,患者心烦易怒、五心烦热的临床症状是中医理论中经典的阴虚烦热的表现。患者以无法入睡,睡时易醒来诊,此症状为典型失眠表现,故诊断为不寐。《医宗必读·不得卧》"一曰气盛,一曰阴虚,一曰痰滞,一曰水停,一曰胃不和",归纳了导致不寐的主要病因,临床上须仔细问诊患者的怕冷怕热,以及夜尿、二便、饮食等并结合患者既往病史,以寻求病因。因心主血脉,肝主藏血,血为阴之本,《黄帝内经》中表述心藏神,肝藏血,脾胃为气血生化之源,胃不和则卧不安,当机体心神不定,胃中不和,肝藏血功能失常,夜间阳气潜藏不利,则是不寐患者常见的病机,该患者出现五心烦热,心烦易怒,烘热汗出,此为阴虚火旺,阴不敛阳,并且患者有沉弦脉象,此脉象显示出患者肝气不舒伴有阴虚火旺之象。《素问·生气通天论》中提出"阴平阳秘,精神乃治",吕晓东教授据患者五心烦热,心烦易怒,脉沉弦症状,治疗上采用调和阴阳,使得阴能纳阳,阳纳于阴。在临床上治疗不寐患者要四诊合参,精准辨证论治,吕晓东教授尊崇经典,灵活配伍,每获良益。

(三)思维导图

详见图2-3-3。

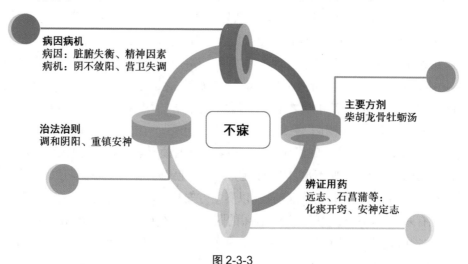

图2-3-3

(四)学术思想小记

不寐病因复杂多,辨证治疗尊经典,用药配伍调阴阳,安然入睡梦香甜。

第三章 脑系疾病

第一节 头 痛

一、中西医临床概述

中医定义头痛为感受六淫之邪或内伤杂病，从而导致清窍不利，具体表现为头部脉络拘急或头部脉络失养，以患者自觉头痛为临床表现特征的一种常见内科病症。既可单独出现，亦可见于多种疾病的过程中。以病因为分类特点，头痛有外感和内伤之分。外感头痛为外邪上扰清空，壅滞经络，络脉不通。内伤头痛与脏腑功能失调有关。外感头痛一般起病较急，疼痛剧烈，多发为实证。内伤头痛起病缓慢，一般疼痛多较轻，多虚证。头痛病名首见于《黄帝内经》，将其称为首风、脑风，并强调外感和内伤为头痛的发病病因。在《伤寒论》中，按照六经辨证对头痛进行辨证论治，如太阳病、阳明病、少阳病、厥阴病头痛。《丹溪心法》论"痰厥气滞头痛"。《证治准绳》论"浅而近者名头痛……深而远者名头风……"《医林改错》提瘀血头痛，用逐瘀汤进行论治。头痛的治疗，在临床中，以六经辨证论治为主，针对头痛的具体部位，选经而治，如头痛在颠顶、颜面，或见全头头痛，则以厥阴经为主经，配以厥阴经引经药，吴茱萸等。以此相类，头痛在耳目、外眦及头之两侧，以少阳经为主，以柴胡为引经药；头痛在前额、头顶部以及项背部，以羌活、独活、麻黄等为引经药；头痛在前额、面颊、眉棱骨，以白芷等为引经药；头痛发作时剧烈，累及头、齿、面者为少阴，当以细辛等为引经药。

紧张性头痛，在急性期可以用阿司匹林或非类固醇类抗炎药进行治疗；慢性期可以中医针刺疗法进行缓解预防治疗。伴或不伴先兆的偏头痛在急性期可以将曲坦类药物和非类固醇类抗炎药联合应用进行治疗；维生素 B_2 可减缓某些患者偏头痛发作的频率和头痛疼痛的强度；丛集性头痛可以使用氧疗缓解；妊娠期头痛可以选用对乙酰氨基酚治疗。此外，头痛的非药物治疗包括锻炼、饮食调理、针刺治疗、行为干预等神经减压术来减缓头痛。

二、从阴寒内生论治头痛验案一则

患者项某,男,9 岁,2021 年 3 月 24 日初诊。

主诉:头痛反复发作近一年,加重 10 天。

现病史:患者头痛反复发作近一年,每 10 天左右发作 1 次,头痛严重时伴有呕吐,曾查头颅 CT、核磁等未见异常(中国医科大学附属医院诊断:神经性头痛),二便正常,饮食及睡眠尚可。舌质红,苔薄白,脉弦。

既往史:否认高血压、冠心病、糖尿病等疾病。

过敏史:否认药物、食物过敏史。

【中医诊断】头痛。

【西医诊断】神经性头痛。

【处方】制附子 5g、炙麻黄 5g、细辛 1g、白芍 10g、白芥子 5g、白芷 5g、柴胡 8g、川芎 8g、郁李仁 8g、干姜 5g、党参 10g、黄芩 8g、甘草 8g、川楝子 5g、大枣 5g。7 剂水煎服,浓煎 100ml,早中晚 3 次分服。

二诊(2021-03-31):症状同前,舌质红,苔薄白(图 3-1-1),脉弦。

【处方】上方加茯苓 8g、泽泻 8g、延胡索 5g。15 剂水煎服,浓煎 100ml,早中晚 3 次分服。

三诊(2021-04-28):症状好转,20 余天只有轻微头痛 2 次,无呕吐。舌质红,苔薄白(图 3-1-2),脉弦。

【处方】上方改白芥子 8g、白芷 8g、细辛 2g、制附子 8g、川芎 10g。7 剂水煎服,早晚 2 次分服,每次半袋。

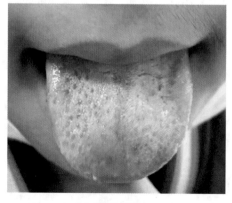

图 3-1-1

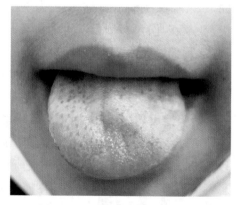

图 3-1-2

四诊（2021-05-19）: 近20天之内,只有1次微疼痛。舌质淡红,苔白(图3-1-3)。

【**处方**】上方去细辛2g。7剂水煎服,早晚2次分服。

五诊（2021-06-16）: 近20天,偶有2次微疼。舌质红,苔薄白(图3-1-4),脉弦。

【**处方**】上方减细辛。7剂水煎服,早晚2次分服。

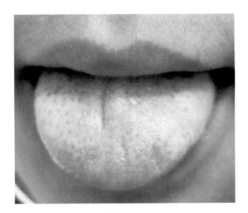
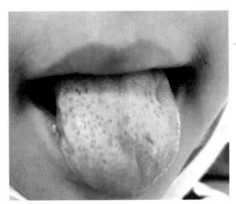

图3-1-3　　　　　　　　　　　　　　图3-1-4

（一）按语

年龄、体质、地域和季节气候等都是头痛发病的重要影响因素,此患者病发头痛是由于患者年龄尚小,体内阳气不足,从而导致阴寒内生,寒邪沿着经络循经而行,寒邪主凝滞,主闭塞,从而导致经络闭塞不通,不通而痛。治以温络祛寒,还复阳气。本虚之体,因寒而发,故以麻黄附子细辛汤为基础方加减。寒邪凝滞气机,郁遏清阳之气,郁滞日久可致痰、瘀等病理产物内生。方中以白芍濡养经脉,止痛,调和营卫;白芥子温中散寒,通络止痛;白芷散寒止痛;柴胡升举阳气;川芎行气、止痛;川楝子理气、止痛;干姜散寒止痛,回阳通脉;党参、大枣、甘草温和脾胃,防寒凉太过损伤脾胃。根据具体疼痛部位的不同,有不同的分经论治之药物,《此事难知》云:"伤寒头痛,无汗,麻黄汤;有汗,桂枝汤。太阳经所发,阳明头痛,白虎汤。少阳头痛,柴胡汤。太阳头痛,脉浮,桂枝汤;脉沉,理中汤。少阴头痛,脉沉,微热,麻黄附子细辛汤。厥阴头痛,外伤本经,桂枝麻黄各半汤。"在复诊时,患者症状同前,故仍守方辨证施治,另加茯苓、泽泻可以用来缓解恶心、呕吐等不适。延胡索理气止痛。《金匮要略》言:"胃反,吐而渴欲饮水者,茯苓泽泻汤主之。"三诊时患者症状好转,20余天只有轻微头痛2次,无呕吐。说明守方得效,故不变方,对部分利达效专之药进行减量处理。

四诊时患者，近 20 天之内，只有 1 次微疼痛，上方去细辛 2g。五诊时患者，近 20 天内，偶有 2 次微疼，上方减细辛。细辛略有轻微小毒，考虑到药物本身的毒性和病患自身年岁尚小，故不久用，待其病情好转之时，即停用细辛之时。

（二）体悟

吕晓东教授在临证之时，时刻注重窥探疾病发病的病机本质，结合患者自身体质，综合考虑自身与疾病之间的内在联动性关系，进而达辨证选方、对症治疗之效。在本病案中，结合患者疾病特点和吾师临证经验，所思所悟如下，患者以头痛 1 年有余前来就诊，结合此患者以阳虚内寒为发病病机和患者之瘦弱体质，以及疾病反复不瘥，邪正交争，损正致虚的疾病进展特点，以抓住扶阳通络，温经散寒，病止效达的着重之要。故在处方中，加以散寒之品，加以温通经络之品，加以升阳之品，一则旨在温通经络之路，二则旨在直接驱逐寒邪，三则间接升人身之阳以散寒，共达散寒升阳之效。抓住致病病邪所在，从多维度进行攻坚，以逐邪外出。吾师在临床论治疾病时，更加注重经典条文、经典方剂的运用。在辨证之时，更守调体质偏颇，以复阴阳之衡的诊治纲略。

从此病案体悟到，在临床论治之时，要结合疾病的发病特点和患者症状以及患者的体质，进行综合分析，找出病证的证机所在，从多角度进行论治，抓主证，兼治次证，以达到药到病缓之效。

（三）思维导图

详见图 3-1-5。

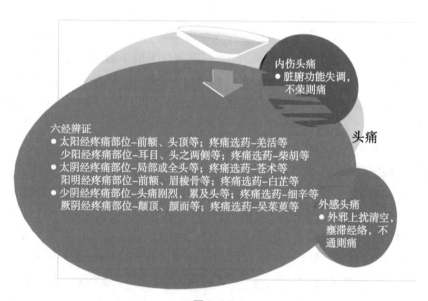

图 3-1-5

（四）学术思想小记

头疼痛需明因，麻附细要记清，引经药随证用，解头痛效力强。

第二节 眩 晕

一、中西医临床概述

眩晕是目眩与头晕的统称，目眩即眼花或眼前发黑，头晕是感觉自身或外界事物旋转，二者常同时发生，故统称眩晕。关于眩晕的阐述，最早是以"眩""头眩"等名称出现，其出自《素问·至真要大论》篇中"诸风掉眩，皆属于肝"。从脏腑辨证切入，眩晕多与"肝"有关，如肝阳上亢可导致肝风内动，出现眩晕、肢体颤动等表现，同时伴随的肾阴虚可导致耳鸣、腰膝酸软等临床表现。从气血辨证切入，眩晕主要因脑髓亏虚而产生。气血不足，气无力推动，血无力运行，导致髓虚，因而出现耳鸣头晕等表现。而《金匮要略·痰饮咳嗽病脉证并治》中记载的"心下有痰饮"，是痰饮影响眩晕发病的首次提出。后世医家在古代医学经典之论述的基础之上，经过长期的经验总结与临床积累，对眩晕逐渐有了明确的认识。眩晕的病因多与情志不舒、体质虚弱、饮食失节等有关，病机分虚实：虚为脑髓亏虚，清窍失养；实为痰火之实邪，上扰清窍，病因病机多相兼为患。眩晕之病乃虚实相互兼杂，而临床以虚证居多，病位在脑，可及肺、脾、肾。结合虚、痰、瘀、风等病理因素对眩晕之影响的认识，随着临床经验的积累和总结，现临床治疗眩晕多以平肝潜阳、化痰祛湿、通窍活血、补益气血、滋养肝肾等方法辨证论治。

现代医学上，眩晕指由于机体对空间位置关系的定向感觉障碍，而产生的一种主观的位置运动性错觉。由贫血、心血管疾病等引起的眩晕为非前庭性眩晕，又称假性眩晕。而前庭中枢性眩晕又称为后循环缺血，如动脉硬化所致椎基底动脉狭窄、椎基底动脉发育异常及椎动脉型颈椎病等。前庭周围性眩晕指前庭神经感受器和前庭神经颅外段病变引起的眩晕，主要包括中耳炎、迷路炎等。眩晕多为疾病的外在症状，很少作为疾病单独出现，治疗时，应查明其原发疾病，合理治疗。药物上，通常使用抑制中枢的组胺 H_1 受体阻断剂，以及具有镇静作用的抗胆碱能作用药物。

二、从心肾不交论治眩晕验案一则

患者郭某，女，62 岁，2021 年 4 月 21 日初诊。

主诉：头晕多汗 3 天。

现病史：患者 3 天前头晕多汗，后枕部疼痛，头沉，双下肢无力，麻木，走路自觉踩棉花感，乏力，全身不适。夜寐欠佳，心烦，焦虑，无怕冷怕热，无口干口苦，大便正常，尿频。舌质略暗，苔白（图 3-2-1），脉沉无力。

既往史：颈椎病，C2/3 压迫脊髓。

过敏史：否认食物、药物过敏史。

【中医诊断】眩晕。

【西医诊断】脊髓型颈椎病。

【证型】心肾不交证。

【治则】驱寒除湿，温肾固阳，宁心安神，活血化瘀。

【处方】蜜麻黄 8g、制附子 10g、细辛 5g、桂枝 10g、甘草 15g、生龙骨 15g、牡蛎 15g、石菖蒲 15g、远志 15g、葛根 15g、当归 15g、丹参 15g、川芎 15g、威灵仙 15g、伸筋草 15g、路路通 15g、没药 8g、乳香 8g、川楝子 10g、延胡索 10g、郁金 15g、柴胡 10g、木香 10g。7 剂，水煎服，早晚 2 次分服。

二诊（2021-05-12）：头晕仍存在，偶有高血压（136/100mmHg）。舌质略暗，苔白（图 3-2-2），脉沉无力。

【处方】上方加菊花 15g、白蒺藜 15g。10 剂，水煎服，早晚 2 次分服。

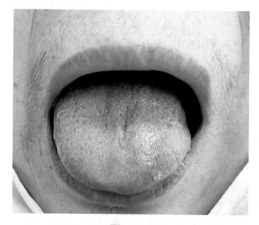

图 3-2-1

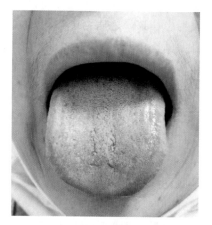

图 3-2-2

三诊（2021-05-25）：头晕有所缓解，偶有心慌，腰膝酸软，时疼痛。舌红苔薄白（图 3-2-3），脉沉而略有力。

【处方】上方葛根改为 25g，加芍药 25g、独活 10g、羌活 10g。10 剂，水煎服，早晚 2 次分服。

四诊（2021-06-09）： 头晕有所减轻，偶有心慌，烘热汗出，疼痛感好转，但颈部不适，夜寐欠安。舌质红，苔白，脉沉而略有力。

【处方】 上方减乳香、没药，加防风 15g。10 剂，水煎服，早晚 2 次分服。

五诊（2021-06-23）： 上述症状有所好转，偶有心慌，偶有身体疼痛。舌质红，苔白（图 3-2-4），脉沉而略有力。

【处方】 上方羌活、独活改为 5g，加百合 15g、生地黄 15g。10 剂，水煎服，每日 1 次。

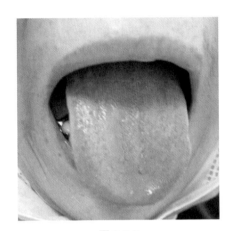

图 3-2-3

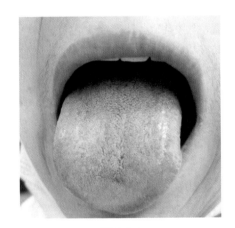

图 3-2-4

（一）按语

结合患者症状、病史及舌脉象，综合考虑该患者辨证为心肾不交证，予患者麻黄附子细辛汤合桂枝甘草龙骨牡蛎汤合葛根汤加减。心火偏亢，不能下达于小肠，致小肠火衰，下焦寒则肾脏之水气化不足，不得沿膀胱经上达于脑，膀胱之水无力气化，常以冷水堆积，故见尿频，肾阳虚则见双下肢无力，麻木，走路自觉踩棉花感，乏力，予麻黄附子细辛汤，该方出自张仲景《伤寒论·辨少阴病脉证并治》，麻黄升发阳气，附子重在固阳，细辛为辅药，助麻黄与附子散阴寒之邪，扶肾阳之虚，三药合用以祛下焦寒湿，通利小便，吕晓东教授常以麻黄附子细辛汤治疗素体阳虚之患者。肾水不足，失于濡养心火，使心神浮越于外，故见头晕，心烦焦虑，夜寐欠佳，治疗以桂枝甘草龙骨牡蛎汤复阳敛神，该方出自《伤寒论·辨太阳病脉证并治》，用桂枝温通经脉，助阳化气，与甘草配伍以复心阳，加龙骨、牡蛎敛神以止烦。上方加石菖蒲、远志，以化痰开窍，交通心肾。久病气虚，卫外不固，寒湿之外邪易侵颈项，致颈项及后枕部疼痛，予葛根配麻黄、桂枝以疏风散寒，解肌濡筋，缓解颈项强痛，当归味甘能补血，性温能行血，与丹参合用以活血化瘀止痛,川芎具走窜之性,行气开郁,祛风除湿。肾精不足,久则及肝,肝虚则筋失养,故见筋脉拘紧,肢体麻木,予威灵仙、伸筋草、路路通以促进舒筋活络。久病气血运行不畅则瘀,予没药散瘀定痛,乳香活血舒筋,二药并用,增强活血止痛之效,予川楝子、延胡索以理气活血止痛,另延胡索可治肝血不足,使魂归肝血,促进睡眠改善,予郁金、柴胡、木香以疏肝解郁,行气化瘀。

二诊时患者头晕仍存在,偶有高血压(136/100mmHg)。舌质略暗,苔白。脉沉无力。上方加菊花、白蒺藜以清热平肝。三诊时头晕有所缓解,偶有心慌,腰膝酸软,时疼痛。舌红苔薄白,脉沉而略有力。处方中葛根改为25g,加芍药以补虚,平抑肝阳,养血止痛。加独活、羌活祛风胜湿以治头痛,《医学启源》之用药备旨记载独活可治"头眩目运",善治少阴经头痛,亦可除患者腰膝之酸痛;羌活为"手足太阳本经风药"也,善治太阳经头痛。四诊时头晕有所减轻,偶有心慌,烘热汗出,疼痛感好转,但颈部不适,夜寐欠安,舌质红,苔白,脉沉而略有力,上方减乳香、没药,加防风15g以祛风除湿,《神农本草经》言防风:"主大风头眩痛,恶风,风邪,目盲无所见,风行周身,骨节疼痹,烦满。"五诊患者上述症状有所好转,偶有心慌,偶有身体疼痛。舌质红,苔白,脉沉而略有力,上方羌活、独活改为各5g,加百合15g、生地黄15g以养阴润肺,清心安神。

(二)体悟

该患者以"头晕多汗"为主诉就诊,临床上眩晕之病因繁多,吾师观其脉证,辨此案患者为上亢下虚之心肾不交证。人体之心居于上焦,肾居于下焦,二者相互交通,成"天地交泰"之象,若心火失于温煦肾阳,肾阴失于濡养心阳,心火浮越于上则出现头晕、心烦、失眠等,寒湿积于下焦则出现腰膝酸软、尿频等,吾师以麻黄附子细辛汤及桂枝甘草龙骨牡蛎汤为底方,下祛寒湿,上敛心神,交通心肾。结合该患者颈椎病病史,予行气通络、活血化瘀之药。吾师强调"知常达变",先知何为正常,再辨何为病变,诱发心肾不交之病因不见单一,临床上应了解症状发生之时机,审别阴阳,随证治之。

(三)思维导图

详见图3-2-5。

(四)学术思想小记

眩晕病因繁而多,本案失于心肾和,下祛寒湿上复阳,行气活血神自得。

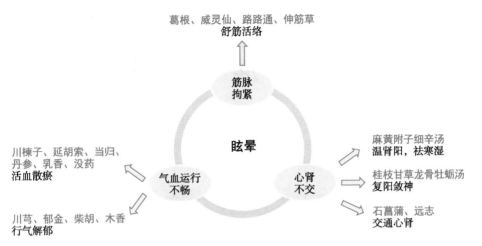

葛根、威灵仙、路路通、伸筋草
舒筋活络

筋脉
拘紧

眩晕

川楝子、延胡索、当归、
丹参、乳香、没药
活血散瘀

气血运行
不畅

川芎、郁金、柴胡、木香
行气解郁

心肾
不交

麻黄附子细辛汤
温肾阳，祛寒湿

桂枝甘草龙骨牡蛎汤
复阳敛神

石菖蒲、远志
交通心肾

图 3-2-5

第四章　脾胃疾病

第一节　腹　痛

一、中西医临床概述

腹痛作为一种常见病，存在于疾病的转归中，《症因脉治》中记载："痛在胃之下，脐之四旁，毛际之上，名曰腹痛。"腹痛因部位不同，名称各异，大腹痛发生在肚脐周围，小腹痛发生在脐下正中，少腹痛在脐下两侧。中医认为情志不舒、饮食不节、先天不足及外感六淫均可引起腹痛。腹痛病因繁杂，病机不外乎虚实两个方面。寒邪、湿热、积滞、瘀血等实邪导致邪气郁滞，气血运行不畅，经脉痹阻而痛，属不通则痛者为实。若气血不足，或脏腑虚寒，气血不能温养，属不荣则痛为虚。临床中的患者常实虚交夹，寒热错杂，病情较为复杂。腹痛的证型繁杂，但不外乎寒、热、虚、实四种。治疗时，分别采取寒者温之，热者清之、虚者补之、实者泻之、滞者疏之、积者散之的治疗法则，始终以通字立法，《医学正传》云："夫通则不痛，理也，但通之法，各有不同。"

腹痛常与胃痛、积证相鉴别。胃痛与腹痛的病位及伴随症状不同，胃痛发生在胃脘处，常伴有恶心、嗳气等胃病见症。腹痛发生于胃脘以下，耻骨毛际以上，常伴有便秘、腹泻等症状。腹痛与积证相鉴别时，主要区分是否可触及结块，腹痛腹中无积块，而积证腹中可见固定不移的结块。

引起腹痛原因繁多，平素应注意饮食、寒温、情绪等。首先，在饮食方面，切不可暴饮暴食，忌食生冷辛辣、多纤维、不洁之物等，进食富有营养且易于消化之品，并保证细嚼慢咽。饭后不宜参加剧烈的体育运动。如若运动，需有一定的时间间隔。其次，保证所处环境的舒适，注意防寒保暖，最后，对患者进行心理上的疏导，保持情绪的舒畅稳定，出现腹胀、便溏等症状时，给予精神安慰，解除思想上的顾虑，以防患者因情志因素加重病情。

西医学内科中以腹痛为主症的病证，可见于胃肠痉挛、消化不良以及胰、肠等部分疾病中。在临床中,根据发病的缓急及疼痛的程度将其分为慢性腹痛与急性腹痛。慢性腹痛发病较缓,疼痛较轻,持续时间可达到 6 个月左右。急性腹痛发病急,疼痛剧烈。导致腹痛的病因有很多,可将其归纳为腹腔内器官病变及腹腔外器官病变两种。外科、内科及妇产科亦可诱发腹痛。治疗时,首先要明确病因进行早期诊断,再针对诱因进行处理,从而提高治愈率。

二、从虚实夹杂论治腹痛验案一则

患者孙某,女,34 岁,2021 年 3 月 10 日初诊。

主诉:少腹冷痛 1 年余。

现病史:少腹冷痛,月经量少,经期长,色深,易醒,后背瘙痒,手足冷,无汗出。大便干燥,小便尚可。舌淡白(图 4-1-1),脉弦。

既往史:湿疹。

过敏史:否认食物、药物过敏史。

【中医诊断】腹痛。

【西医诊断】腹痛。

【证型】下焦虚寒,血瘀湿盛。

【治则】温中补虚,化瘀利湿。

【处方】赤芍 15g、干姜 10g、桃仁 10g、柴胡 10g、肉桂 5g、银柴胡 10g、五味子 10g、乌梅 10g、牛膝 15g、防风 15g、枳壳 15g、芍药 15g、桂枝 10g、川芎 15g、陈皮 15g、甘草 10g、黄芪 25g、白术 15g、党参 15g、附子 10g、肉苁蓉 15g。7 剂,水煎服,早晚 2 次分服。

二诊(2021-03-17):患者上述症状好转,舌质红,苔薄白,脉沉弦。

【处方】上方加荆芥 10g,10 剂水煎服,早晚 2 次分服用。

三诊(2021-04-21):少腹冷痛,多梦症状好转,舌质淡红,苔白,伴齿痕(图 4-1-2),脉弦弱。

【处方】上方加磁石 5g、珍珠母 15g,10 剂,水煎服,早晚 2 次分服。

(一)按语

根据患者的症状、体质,考虑患者为腹痛,下焦虚寒,血瘀湿盛之证。

该患者以"少腹冷痛 1 年余"为主诉就诊,该证多由于机体本身虚弱,正气不足,而又感寒所致。或因患者素体阳虚,温煦能力下降,阴寒内生。吕晓东教授以附子干姜汤为底方,附子辛温大热,为补先天命门真火的第一要剂,与干姜相须为用,增强温中安寒的作用。附子与干姜相配伍使得阳气得以源源不断地化生并缓解疼痛。予济川煎温肾通便,增强温补下焦之功,同时改善患者大便

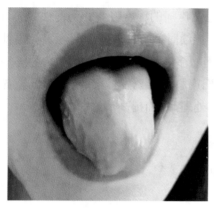

图 4-1-1

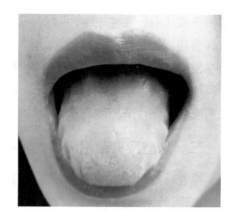

图 4-1-2

干燥的症状。《景岳全书》中记载："便闭有不得不通者……若察其元气已虚，既不可泻而下焦胀闭，又通不宜缓者，但用济川煎主之，则无有不达。"牛膝、肉苁蓉温肾润肠。吕晓东教授在运用济川煎时，未予当归、泽泻、升麻，其当归及升麻性寒凉，防止加重虚寒之证，患者月经量少，经期长，色深，血虚之象不明显，以寒象为主，则未投以当归。患者舌有齿痕，脉弦予四逆散调和肝脾，透邪解郁。《伤寒论》有云"少阴病，四逆，其人或咳，或悸，或小便不利，或腹中痛，或泄利下重者，四逆散主之"。柴胡、枳壳，一降一升，增强疏泄气机之效，芍药与枳壳相配，活血行气，气血并治。患者后背瘙痒，既往有湿疹病史，予过敏煎祛风除湿。乌梅、五味子滋阴润燥，与银柴胡、防风相配伍，一散一收，以调和营卫。四药相配，使表里交通。予补中益气汤益气补中，助脾运化。方中黄芪补中益气，配伍党参、白术以健脾陈皮理气和胃。加赤芍、桃仁活血养血，通经活络。肉桂温中散寒，桂枝温通经脉，川芎活血行气。

二诊时患者症状好转，在原方基础上配伍"荆芥"，与"柴胡、防风"合称"祛风三姐妹"，三者为祛风止痒，透疹消疮良药。三诊时少腹冷痛好转，多梦，予珍珠母、磁石，宁心安神。

（二）体悟

腹痛是临床的一种常见病，可由于一种病因引起，亦可由多种病因引起，并且其纷杂的病因可相互转化，气行不畅经脉阻滞不通则痛，而或气血生化不足，经络失养不荣则痛。吕晓东教授对于腹痛的治疗并未使用止痛之法，而是循证论治，审病求因、标本同治，以"通"字立法，使脏腑经络气血畅达，气血通和。《寿世保元·腹痛》："治之皆当辨其寒热虚实……寒者温之，热者清之，虚者补之，实者泻之。"临证用药时应谨慎适度，滋阴忌过腻，清热忌过寒，以达到更好的治疗效果。在疾病的诊治过程中重视情志的疏导，嘱患者保持心情的舒畅，并节制饮食、禁食刺激之物。以免加重病情。

（三）思维导图

详见图4-1-3。

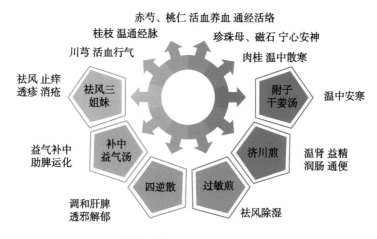

诊断：腹痛
证型：下焦虚寒，血瘀湿盛证

图 4-1-3

（四）学术思想小记

腹痛为病其因杂，明辨因机是为要，治疗当以通字立，虚寒温补症可通。

第二节 呃 逆

一、中西医临床概述

呃逆是以气从胃中上逆，喉间呃呃有声、声音急而短促，不能自控为主要临床表现的一种病证，俗称打嗝。古称"哕"，又称"哕逆"。《黄帝内经》曰："胃为气逆为哕"。呃逆多由外感寒邪、饮食不当、情志不畅等病因诱发，胃失和降，胃气上逆，动膈冲喉，表现为喉间呃呃有声，气短而频。呃逆还可以表现为虚证，年老体弱，久病肾虚，或劳累太过伤气，脾胃虚弱，清浊升降失职，胃气上逆动膈而发生呃逆。谢晶日教授[1]认为呃逆之因，非独在胃，五脏皆令人呃。上焦心肺令人呃，《临证指南医案·呃》曰"肺气郁痹及阳虚浊阴上逆，亦能为呃"；中

---

[1] 曹文晶，田克臣，谢晶日. 谢晶日教授治疗呃逆经验探析 [J]. 亚太传统医药，2021，17（5）：98-100.

焦脾胃令人呃，《医方考·呃逆门第二十四》曰"中焦呃逆其声短，水谷之病也"；下焦肝肾令人呃，《医方考·呃逆门第二十四》曰"下焦呃逆其声长，虚邪相搏也"。

呃逆在临床可根据病因及症状分为虚实两类，实证为外因所致，呃声有力而连续，常见证型为胃寒气逆、胃火上逆、气逆痰阻，虚证为体虚久病所致，呃声无力难续，常见证型有脾胃虚寒和胃阴不足。总治则以降气化痰和胃为主，并随其所受邪气之不同而审因求治。气食阻滞则消之；火热之邪清下之；痰邪阻者涌吐之；虚寒者温补之；虚热者凉补之。呃逆在临床中常与嗳气、干呕相鉴别。三者同属胃气上逆之证，嗳气多由饮食或情志因素引起，声音低缓而长，可伴酸腐气味，气排则畅。干呕病人可见呕吐之状，但只闻声不见物。中医外治法在治疗呃逆中有良好疗效，常用方法包括针刺、艾灸、穴位按摩等。根据患者证型不同可适当选取对证穴位，肝郁型可选太冲，虚证多选取足三里、气海、关元。当突然发生呃逆时，对内关穴和攒竹穴进行穴位按压也会起到很好的止呃效果。艾灸对于脾胃虚寒型呃逆有较好的治疗作用，能温中祛寒，温阳补虚，培本固元。

呃逆是由横膈膜痉挛收缩引起的，呃逆的症状在现代医学中常见于脾胃科。单纯性膈肌痉挛、胃肠疾病、肝胆疾病引起的膈肌痉挛均可见呃逆。发作较频繁时间较长的称为顽固性呃逆，一般发作时间超过48小时。顽固性呃逆是由于膈肌局部、膈神经等受到刺激后出现的阵发性膈肌痉挛。恶性肿瘤放化疗后、脑血管病、尿毒症及胃、食管手术后患者为顽固性呃逆的常见人群。

二、从"瘀血"论治顽固性呃逆医案一则

患者王某，男，56岁，2020年5月13日初诊。

主诉：呃逆1年。

现病史：患者1年前出现呃逆，饭后开车时尤甚。呃逆频作，反酸，胃部不适，怕冷，怕风，双手麻木，颈酸，无口干口苦，二便正常，夜寐欠安。舌质红，苔薄白，脉沉弦。

既往史：糖尿病，胃炎，胆结石，肾结石，颈椎病。

过敏史：否认药物、食物过敏史。

【中医诊断】 呃逆。

【西医诊断】 顽固性呃逆。

【处方】 厚朴15g、赤芍15g、生地黄15g、桃仁10g、红花15g、川芎15g、当归15、小茴香10g、木香10g、枳壳15g、桂枝10g、淫羊藿15g、干姜10g、香附10g、延胡索10g、葛根25g、蜜麻黄10g、制附子5g、细辛3g、炙甘草20g、防风10g、荆芥15g、柴胡15g。10剂，水煎服，浓煎100ml，早中晚3次分服。

二诊（2020-06-03）：偶有头晕、头痛，双手麻木。呃逆已明显好转。脉沉。

【处方】上方加紫苏梗15g、刘寄奴15g、地肤子15g，10剂，水煎服，浓煎100ml，早晚2次分服。

（一）按语

本案患者是一名中年男性，以呃逆为主症，同时伴有反酸，胃部不适症状。患者呃逆1年，相当于西医学的顽固性呃逆。"久病入络""久病成瘀"，瘀血内结，久呃不止者，当以血府逐瘀汤主之。故予患者血府逐瘀汤加减，以养血活血、行气通络、化瘀止呃。患者既往有胃炎，且饭后呃逆加重，考虑发病与胃相关。患者胃气上逆，故予患者厚朴、木香、枳壳、香附以降逆止呃。配以小茴香散寒止痛、理气和胃。共奏温阳散寒，行气健脾和胃之功。患者自述怕冷怕风，考虑为阳虚体质，予患者麻黄附子细辛汤，此方为吕晓东教授常用方，具有助阳解表之功，常用于素体阳虚，复外感风寒，方中麻黄发汗解表，附子温经助阳，二药相配温里散寒补阳，细辛气味辛温善走窜，有解表散寒、祛风通窍之功，既能助麻黄发汗解表，又助附子温阳散寒，三药合用，补散兼施，散邪同时护阳，共奏助阳解表之功。"柴胡、防风、荆芥"三者合称"祛风三姐妹"，三者合用祛风效果极佳，为吕晓东教授常用药对。桂枝与干姜配伍，解表散寒，温阳健脾。患者双手麻木，颈酸，且有颈椎病史。元胡葛根汤已经过临床试验证实在治疗椎间盘突出类疾病中有良好疗效，本方取原方中元胡及葛根合用。元胡又称为延胡索，具有行气活血止痛的功效，葛根具有通经活络之功，两者合用共同治疗颈椎病引起的颈部酸痛。淫羊藿具有补肾阳、强筋骨、祛风湿的功效，常用于治疗风湿痹痛、麻木拘挛。与前方共奏活血通络止痛之功，以缓解患者双手麻木，颈部酸痛症状。

二诊时患者呃逆症状已明显好转。偶有头晕、头痛，双手麻木。患者呃逆症状明显好转，脉象由沉弦变为沉，弦象消失说明患者气滞症状已明显好转，上方有效。紫苏梗理气宽中，止痛，多用于脾胃气滞，胸脘痞闷，嗳气呕吐，上方加紫苏梗以进一步缓解患者呃逆症状。患者自述偶有头晕、头痛，双手麻木。考虑仍与患者既往颈椎病相关，上方加刘寄奴活血通经，散瘀止痛，以缓解头晕头痛及双手麻木。患者既往肾结石病史，地肤子清热利湿，利小便有利于自然排石，改善肾功能。

（二）体悟

患者以呃逆为主症来诊，在临床上引起呃逆的病因有很多，吕晓东教授根据患者现有症状呃逆伴胃部不适、反酸，结合患者既往胃炎病史，诊断其病位在胃。患者呃逆日久，"久病入络""久病成瘀"，故以血府逐瘀汤主之，以活血通络，化瘀止呃。患者胃气上逆，予患者理气和胃之药。通过患者怕冷、怕风等症状，可以诊断患者为阳虚证，以祛风补阳药对症治疗。解决了主要症状和体质问题，针对患者现有症状双手麻木、颈酸，结合既往颈椎病史，对症给出活血通络类药物。到二诊时，患者症状照前明显好转，加少量药物继续巩固前病，同时加入治疗患者既往肾结石兼症的药物。

吕晓东教授曾强调过，在医病时切勿盲目，急于求果只会降低药效，得不偿失。当患者主症得到改善之后，在巩固前效的基础上，再治疗兼症，才能达到最好疗效。因此我们在临证时应吸取吕晓东教授的经验，先主症后兼症，治兼症同时巩固主症，方能达到多病同治的最好疗效。

（三）思维导图

详见图 4-2-1。

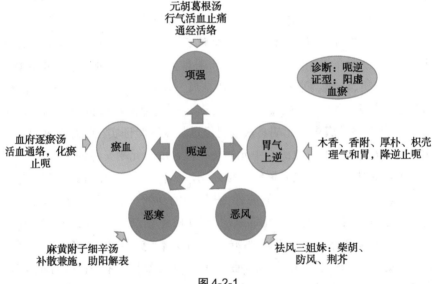

图 4-2-1

（四）学术思想小记

呃逆不停不用怕，内关攒竹压一压，疏肝温里能止呃，活血通络止颈痛。

第三节 便 秘

一、中西医临床概述

便秘是指以排便次数减少（每周排便 <3 次），粪便干硬难下，或粪质不干但排便困难为主要临床表现的一类病证（《2017 版便秘的分度与临床策略专家共

识》）。《杂病源流犀烛·大便秘结源流》首见"便秘"之称，以"秘"作为病名见于《诸病源候论·虚劳秘涩候》，"此由肠胃间有风热故也。凡肠胃虚，伤风冷则泄利；若实，有风热，则秘涩也"。其病在胃肠，属六腑，《素问·五脏别论》曰："六腑者，传化物而不藏"，应"实而不能满"，大便结于此，当降不降，故为"秘"。病在脾胃，《伤寒论·辨阳明病脉证并治》"趺阳脉浮而涩"即胃强脾弱，属脾约证，脾不能为胃转输津液，致肠燥津亏，大便秘结于里，治之可用麻子仁丸。《诸病源候论·大便病诸候》："大便不通者，由三焦、五脏不和，冷热之气不调，热气偏入肠胃，津液竭燥，故令糟粕痞结，壅塞不通也。"或是燥热内结，热灼津液，肠失濡养；或是气机郁滞，脾不升、胃不降；或是年老体虚，肝肾精血不足，肠津亏虚；或因过汗，《伤寒论·辨阳明病脉证并治》有"太过者，为阳绝于里，亡津液，大便因硬也"；或因小便数，《伤寒论·辨发汗吐下后病脉证并治》有"太阳病，若吐、若下、若发汗后，微烦，小便数，大便因鞕者，与小承气汤和之，则愈"。大肠以通为用，治之以"下"法，热证以寒下，阳虚以温下，津亏以润下。病性有虚实之分，实秘分热秘、冷秘、气秘，治以泻热、温通、理气之法；虚秘分气血阴阳亏虚，治之以益气温阳、滋阴、养血。临床便秘多以虚实并见，寒热错杂，当于分清主次基础之上，兼顾治疗。另外，传统医学治疗便秘特色疗法甚多，如灸法、针刺、耳穴压豆、贴敷等，采用补气药物如人参、白术、黄芪等磨成药粉，沿督脉、膀胱经灸之治疗气虚秘有显著疗效[1]；《针灸聚英·玉龙赋》曰："支沟，通大便之秘"，针刺天枢、支沟配合循经取穴或深刺八髎穴可改善功能性便秘[2]；穴位贴敷结合耳穴压豆可改善患者症状[3]，配合中药改善患者生活质量，提高疗效。

现代医学理论中，亦称为便秘，病因主要与饮食、情绪有关，发病机制是胃肠功能的紊乱[4]，治疗主要是改善饮食、服用促胃肠动力药、刺激性泻剂、促分泌剂、灌肠、手术治疗等方法。

二、"塞因塞用"解陈年便秘验案一则

患者郭某，男，57 岁，2021 年 6 月 9 日初诊。

主诉：大便干燥多年，加重 1 年。

[1] 刘骁. 督灸治疗气虚质功能性便秘临床观察 [J]. 光明中医，2021，36（24）：4214-4217.

[2] 谢波，闫显栋. 不同针刺深度对八髎穴治疗功能性便秘的影响 [J]. 中国中医药现代远程教育，2021，19（24）：106-109.

[3] 谢卜超，许彦伟，郭喜军. 耳穴压豆联合穴位贴敷治疗肝郁气滞型功能性便秘的临床研究 [J]. 河北中医药学报，2021，36（2）：37-39.

[4] 王佩佩，罗雯，禹铮等. 慢性便秘的研究进展 [J]. 中国全科医学，2017，20（3）：370-374.

现病史：患者大便干燥，每日 1 次，呈球状，冬天尤甚，无腹胀，排气正常。饮食尚可，怕冷，口苦，小便正常。舌体白胖，苔黄厚（以中后部尤甚），脉弦。

既往史：否认既往有高血压、糖尿病、冠心病等疾病史。

过敏史：否认药物、食物过敏史。

【中医诊断】便秘。

【西医诊断】功能性便秘。

【证型】阳虚秘。

【治则】温肾通便。

【处方】当归 20g、牛膝 15g、肉苁蓉 20g、升麻 15g、干姜 10g、桃仁 10g、酒大黄 10g、枳实 15g、厚朴 20g、石斛 15g、麦冬 20g、黄精 15g、山药 25g、柴胡 10g、牡蛎 15g、浙贝母 15g、莱菔子 20g、鸡内金 15g、大腹皮 15g、甘草 15g。10 剂，水煎服，浓煎 100ml，早晚 2 次分服。

二诊（2021-06-23）：舌体胖大，苔黄略厚（以中后部尤甚）（图 4-3-1），脉弦，血压高。

【处方】上方酒大黄改为 15g，加黄芪 30g。10 剂，水煎服，浓煎 100ml，早晚 2 次分服。

三诊（2021-07-07）：患者大便干燥有所好转，舌体胖大，苔黄略厚（中后部）（图 4-3-2），脉弦。

【处方】上方加鸡矢藤 15g、火麻仁 15g。10 剂，水煎服，浓煎 100ml，早晚 2 次分服。

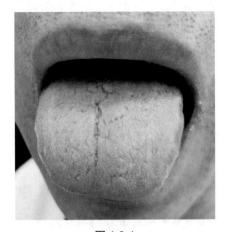

图 4-3-1

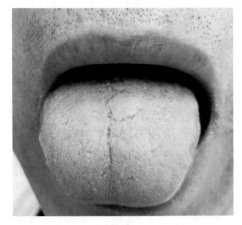

图 4-3-2

　　四诊（2021-07-21）：患者大便干燥已好转,近日口苦,舌质红,苔黄燥（图4-3-3）,脉弦。

　　【处方】上方加黄芩15g、黄连10g。10剂,水煎服,浓煎100ml,早晚2次分服。

　　五诊（2021-08-04）：患者大便可,舌红,苔略黄燥（图4-3-4）,脉弦。

　　【处方】上方改黄连15g。10剂,水煎服,浓煎100ml,早晚2次分服。

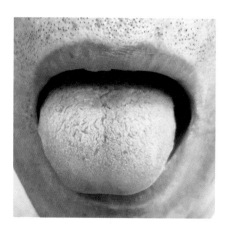

图4-3-3

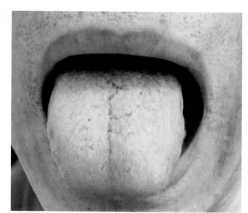

图4-3-4

（一）按语

　　患者以"大便干燥多年,加重1年"为主诉就诊,刻下症见大便干燥,于冬季加重,兼见口苦、怕冷,舌体胖白,苔中后部黄厚,脉弦,辨证属阳虚秘,以济川煎为底方,方中当归、肉苁蓉、牛膝温补肝肾,治疗肾虚精亏肠燥之便秘,三药均归于下焦,择升麻升举阳气,以防阳气下陷;选用干姜温阳守中,回阳通脉以解怕冷之苦;便燥呈球状,舌苔中后部黄厚,属中焦有热,当从血从风论治,《脾胃论·卷下》曰："大便秘涩,或干燥……润燥和血疏风,自然通利也。"以润肠丸治肠燥,攻逐肠中硬便,方中火麻仁润肠通便,当归、桃仁配伍养血活血,大黄攻逐肠中宿便;入枳实、厚朴又有小承气之意,除腹中不畅之气机;吴鞠通《温病条辨·中焦篇》记载"津液不足,无水舟停",此处首提"增水行舟"之法,上方加麦冬、石斛益胃生津亦有此意;入黄精、山药、甘草补脾益气,顾护后天之本,气血津液盛不乏源;患者兼见口苦,脉弦,属少阳枢机不利,选柴胡和解少阳;牡蛎、浙贝母软坚散结,散气滞、痰浊、瘀血所致之肿块;胃肠日久不降则纳差、便秘,故加莱菔子、鸡内金、大腹皮消食导滞,除食积,行气滞,其中莱菔子、鸡内金为吕晓东教授促胃动力常用的经验药对。张锡纯《医学衷中参西录》曰"莱菔子炒熟为末……因其能多进饮食，气分自得其养也"，顺气又不伤气，与鸡内金相伍，以促消化之功。本病属本虚标实之证，吕晓东教授治疗该病标本兼治，本在精血津亏，标在有形之实邪停聚于肠，气机郁滞。治疗此类疾病不可只重表象而忽略其内在的病理变化，诸如肠道不通致气机郁滞，津亏之本在于后天乏源。

二诊患者见舌体胖大，苔黄略厚（以中后部尤甚），脉弦。苔黄厚为胃气夹杂秽浊之气上蒸于舌面所致，首诊用酒大黄10g，舌苔略有变化但未转常，或是药量不足，遂加至15g增强其攻邪之力。患者兼见血压高，故重用黄芪30g降血压。三诊大便干燥有所好转，舌体胖大，苔黄略厚（中后部），遂加重润下之功，上方加火麻仁，使本方攻下之力愈强。结合患者的病程，继而加入消食化积之鸡矢藤，体现消食导滞之功。四诊大便干燥已好转，沿用上方治疗便秘。患者近几日见口苦，结合舌脉，大便干燥日久化火，胃肠热盛，选用入脾胃、大肠经，兼清泻胃肠之火的黄芩、黄连。五诊大便正常，但舌质红，苔略黄燥，上方加重黄连用量，清泻胃火。

（二）体悟

张景岳《景岳全书·传忠录》记载："医道虽繁，而可以一言蔽之者，曰阴阳而已。"凡组方用药，本着使机体阴阳平衡的原则，方可"精神乃治"。古人治病有"实者泻之"，即用祛邪药物治疗实象之病证，亦有"塞因塞用"，即用补益药物治疗闭塞不通的虚证，体现了中医辨证施治的原则。如便秘患者有实秘与虚秘之分，实秘当用"实者泻之"之法，虚秘当用"塞因塞用"之法。临床病证多虚实夹杂，以上方医案为例，患者大便干燥呈球状为标，阳虚为本，济川煎、润肠丸同用。吾师吕晓东教授在治疗本病之时，因患者体质不同，用大黄、黄连这类苦寒药物时药量循序渐进，谨防用量过大伤及其本。治疗疾病选用单药、经验药对亦能有奇效，吾师在该病案中重用黄芪降血压，用莱菔子、鸡内金促胃肠动力。选方用药兼顾标本，组方思路统筹全局，紧扣整体观念这一基本特点，方可复阴阳之衡。

（三）思维导图

详见图4-3-5。

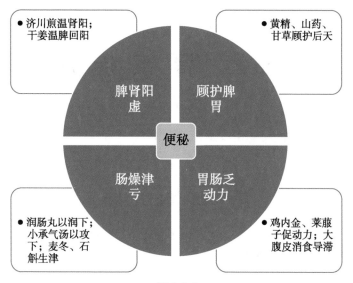

图 4-3-5

第五章 肾系疾病

第一节 水　肿

一、中西医临床概述

水肿是以体内水液滞留，泛溢肌肤为主要病机，以头面部、四肢部、眼睑部、腹背部，甚至全身浮肿为特征表现的一类病证。水肿一词首见于《素问·水热穴论》："水病，下为浮肿大腹，上为喘呼，不得卧者，标本俱病，故肺为喘呼，肾为水肿，肺为逆不得卧。"[1] 水肿的病位在于肺、脾、肾、上、中、下三焦，关键病位在于下焦肾。水肿的主要病机为肾失开阖、脾失转输、肺失通调、三焦气化不利。水肿的主要病理因素为水湿、风邪、疮毒、瘀血。肾主水，水液代谢各个脏腑配合，但全赖肾之蒸腾气化，虚劳久病，肾中阳气不足，蒸腾水液气化之功能减弱，多余之水液泛溢于肌肤之间，则发为水肿，脾主运化，若外感湿邪，内伤脾胃，脾胃失去其运化水液之正常功能，则内外相引，沆瀣一气，水湿留于皮肉之间，则发为水肿，肺为水之上源，主通调水道，如外感风邪，风水相搏，肺气宣发有余而肃降不足，体内水液过多，留滞肌肤，则发为水肿。水肿在治疗中，《素问·汤液醪醴论》提出："平治于权衡，去宛陈莝……开鬼门，洁净府。"临床辨证水肿以阴阳为总纲，发汗、利尿、泻下逐水为治疗水肿的三条基本原则。阳水以祛邪为主，应予发汗、利水或攻逐，临床应用时配合清热解毒、理气化湿；阴水当以扶正为主，健脾温肾，同时配以利水、养阴、活血、祛瘀等法；对于虚实夹杂者，则当兼顾，或先攻后补，或攻补兼施。治疗上须分清疾病的病因、病位、病势。对于久治不愈者，应分清标本虚实、轻重缓急而灵活施治。

现代医学认为，过多的体液停留在组织间隙或者腔隙内进而引起身体一部

---

[1] 付琳，向光维，李小会.《伤寒论》六经辨证与肾性水肿 [J]. 吉林中医药，2020，40（1）：48-51，55.

分或全身的肿胀症状称之为水肿[1]，根据水肿的范围可分为全身性水肿和局部性水肿。水肿的发病机制主要为静脉压增高、渗透压降低和淋巴循环障碍[2]。局部静脉压增高常由静脉回流受阻引起，全身的静脉压升高往往是由于右心衰竭所导致。治疗水肿一般采用积极治疗原发病、使用利尿剂、补充白蛋白等方式。

二、从"肾为主水之脏，肺为水之上源"论治水肿验案一则

患者肖某，男，82 岁，2021 年 8 月 4 日初诊。

主诉：双下肢水肿一年余。

现病史：双下肢浮肿，怕冷，活动后气短，喘促，可以平卧，二便正常，舌质略暗（图 5-1-1），有瘀斑，苔黄，脉弦。

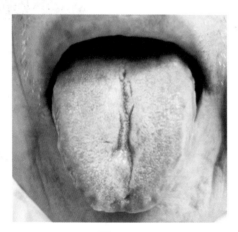

图 5-1-1

既往史：慢性阻塞性肺疾病，高血压病，冠心病，血脂异常，痛风。

过敏史：否认食物、药物过敏史。

【中医诊断】水肿。

【西医诊断】慢性阻塞性肺疾病。

【证型】肾阳不足，肺失宣降证。

【治则】温肾运脾，宣肺利水。

【处方】制附子 10g、白术 15g、茯苓 15g、干姜 10g、泽泻 10g、厚朴 15g、桂枝 10g、丹参 15g、川芎 15g、苏子 15g、白果 10g、蜜麻黄 8g、桑白皮 15g、地骨皮

[1] 王鹏程，赵珊，王秋红，等. 利水中药功效发挥与水通道蛋白之间的关系 [J]. 中国中药杂志，2015，40（12）：2272-2277.
[2] 张佩江，贾玉聪，吴明阳. 李发枝临证辨证思维特色简析 [J]. 中医杂志，2018，59（22）：1910-1914.

15g、黄芩 15g、蒲公英 25g、杏仁 10g、桔梗 15g、甘草 15g、黄芪 35g、党参 25g、红景天 15g。7 剂，水煎服，早中晚 3 次分服。

二诊（2021-08-11）：咳痰，双下肢水肿略好转，舌质略暗，有瘀斑，苔黄（图 5-1-2），脉弦。

【处方】上方泽泻改为 15g，10 剂，水煎服，日 2 次分服。

三诊（2021-08-25）：患者上述症状有所好转，大便溏，小便夜尿多，双下肢活动后浮肿，口服降压药，舌质略暗，有齿痕，伴裂纹（图 5-1-3）。

【处方】上方加天麻 15g、钩藤 15g。10 剂，水煎服，日 2 次分服，浓煎 60ml。

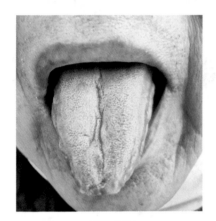
图 5-1-2

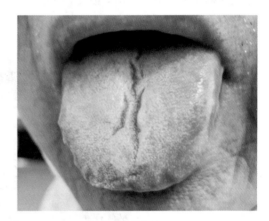
图 5-1-3

（一）按语

结合患者病史、体质、发病季节、病程长短等因素，综合考虑此案辨为水肿，肾阳不足，肺失宣降之证。初次就诊时，患者以"双下肢水肿一年余"为主诉，中医认为水肿为病，多与肺、脾、肾及上中下三焦气化不利有关，该证由先天禀赋不足，久病劳伤所致。先天不足，肾气羸弱，膀胱失于开阖，则气化不利，水溢肌肤，发为水肿。或因劳倦久病，脾肾亏虚，津液转输及气化失常，发为水肿。正如《严氏济生方·水肿门》言"水肿为病，皆由真阳怯少，劳伤脾胃，脾胃既寒，积寒化水"。肾阳亏虚，温煦气化功能减退，则水湿泛溢肌肤，阳气不达四末则下肢冰冷，肺主通调水道，水道不利，上凌于肺，则肺失宣降，加之年老体弱，故活动后气短、喘促。久病入络，舌质略暗有瘀斑，为久病而成瘀，舌苔色黄，为水湿内阻，日久化热。脉象弦为血管失去弹性，紧张度增高之象，与其高血压之病史吻合。吕晓东教授以真武汤为底方，方中附子、干姜相须为用，温补肾中之火以蒸腾水液，健运脾中之阳以温运水湿，共为君药。白术、茯苓甘能健脾，淡渗利湿，同为臣药。《伤寒论》中言："少阴病，二三日不已，至四五日，腹痛，小便不利，四肢沉重疼痛，自下利者，此为有水气。其人或咳，或小便利，或下利，或呕者，真武汤主之。"真武汤原方用生姜以和胃止呕，而本病患者并无呕吐及胃气上逆之象，故不用生姜，吕晓东教授改原方生姜为干姜，以增其健运脾阳、温化水饮之功。真武汤原方佐以白芍，一为利小便以行水气，《本经》言其能"利小便"，《名医别录》亦谓之"去水气，利膀胱"；二是缓急以止腹痛；三是收敛阴液，舒缓筋脉，解除筋肉瞤动之症；四是防止大辛大热之附子伤及阴液。但本病患者一无小便不利，二无腹痛之症，三无筋脉瞤动，四吕晓东教授以甘草缓解附子峻烈之性，故不用白芍。佐以桂枝鼓舞阳气，温阳化气以助膀胱利水渗湿。方中桂枝并非解表，温阳利水，平冲逆之气，故水饮可祛，咳喘可平。茯苓、桂枝、泽泻、白术共成五苓散之基本组成以温阳化气，利水消肿。肺为水之上源，吕晓东教授从提壶揭盖的角度治疗水肿及咳喘，药用麻黄、白果一开一合，桔梗、杏仁一宣一降，桂枝助麻黄宣肺以开腠理，行水于上，厚朴合杏仁味苦肃降以平喘息，桑白皮甘寒入肺，泻肺喘、利水肿，以上七味，三宣四降，恢复肺之宣降以通调水道。久病多虚，久病入络，久病成瘀，故用补肺通络法治之。黄芪、党参补肺气，川芎、丹参通肺络，红景天益气活血通脉平喘。诸药相合，使肾阳得温，肺气得宣，水饮得利，则水肿、气喘诸证可除。

二诊时症状有所缓解，效不更方，但水肿仍盛，故将上方泽泻用量调整为15g以加强利水消肿之功。三诊时水肿明显好转，夜尿多、大便溏均提示水液自大小便而走，效不更方，患者出现血压增高，故加用天麻、钩藤以助平肝潜阳。

（二）体悟

《景岳全书•肿胀》："凡水肿等证，乃脾、肺、肾三脏相干之病。盖水为至阴，故其本在肾；水化于气，故其标在肺；水惟畏土，故其制在脾。今肺虚则气不化精而化水，脾虚则土不制水而反克，肾虚则水无所主而妄行。"临床患者出现水肿、气喘等临床表现，不能见喘治喘，见肿治肿，应从整体入手，肺主司通调水道，位置居五脏之最高位，故为水之上源，肾主司水液代谢，主宰水液代谢之脏腑，故为主水之脏，故虽上有气喘，下有水肿，但其病机唯一：三焦水液代谢失司。水液凌肺，故上为喘促不宁；水溢肌肤，则下肢浮肿难消，治疗之法，应温肾利水，宣肺行水，兼顾久病入络之病机，佐以补肺通络之法。吕晓东教授善于运用祖国传统医学之整体思维，再结合具体病例辨证治之，遣方用药师从于古而不拘泥于古，疗愈患者于痼疾沉疴之中，真乃苍生大医。

（三）思维导图

详见图5-1-4。

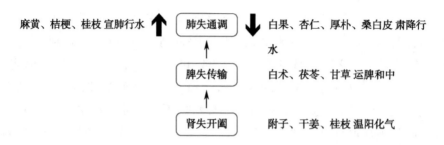

诊断：水肿
证型：肾阳不足、肺失宣降证

图 5-1-4

（四）学术思想小记

水肿病位肺脾肾，三焦水液运失常，宣肺温肾运中土，谨守病机见效良。

第二节 淋 证

一、中西医临床概述

淋证是一种以排尿痛涩、频急为主要症状的疾病。淋之名称，始见于《黄帝内经》，《素问·六元正纪大论》称本病为"淋"："不远热则热至……热至……淋閟之病生矣。"其病位在肾、膀胱，兼受肝、脾功能的影响。中医讲其基本病机为湿热蕴结下焦，致使肾与膀胱气化失司。华佗《中藏经》根据淋证临床表现不同，提出了淋证有冷、热、气、劳、膏、砂、虚、实八种。淋证因其症状、病位及发病特点差异，总分为热淋、血淋、石淋、气淋、膏淋、劳淋。热淋乃因湿热蓄于下焦难以宣发，膀胱气化功能难以维序，久致小便刺痛热灼；血淋以膀胱湿热为主因，久致血络灼伤，血液离经妄行，血随尿现；若膀胱湿热日久，炼尿为石，阻塞尿路，则为石淋；在石淋的基础上，兼现石阻尿络，脂液不畅，小便浑浊，则为膏淋；气淋是因肝气郁结，气滞膀胱，通尿不畅；若淋病日久，湿热不化，由膀胱及肾脏，继而累及脾，则为劳淋。淋证致病特点兼并虚、实之证，初起多属实证，日久累及脾、肾二脏，由实转虚。若邪气尤在，兼正气虚，其证亦可虚实夹杂。辨证应以辨别淋证类型为主，辨证候之虚实为辅，再因标本缓急论治。实证基本为膀胱湿热、热灼血络、砂石积聚、气滞不畅，虚证基本为脾气虚弱、肾气虚弱。治疗的基本原则为实则通利、虚则补益，以清热利湿、凉血止血、通淋排石、理气化滞、补益脾气、补益肾气为主。因标本缓急论治，对于虚实夹杂者，需通利与补益兼备。

现代医学认为本病与急、慢性尿路感染相似，与泌尿道结核，尿路结石，急、慢性前列腺炎，膀胱炎，乳糜尿以及尿道综合征等有关。现代医学在治疗淋证方面，需要参考其发病特点、病程、理化检查、理化检验，分析其病类归属，提供准确治疗方案，以期恢复健康。

二、育阴法治淋证验案一则

患者李某，女，56 岁，2020 年 11 月 18 日初诊。

主诉：尿痛、尿热 15 天。

现病史：患者 2 年来无明显诱因出现反复尿路感染，15 天前无明显诱因症状反复，现症见：尿频，排尿疼痛难忍，尿热色黄，咳嗽，痰量少成块，颜色略黄，左侧胁肋胀满，全身怕热，左侧肢冷，无汗出，纳可，便秘，约 1～2 日一行，寐差。舌体略胖大，苔薄黄（图 5-2-1），脉沉略弦。

既往史：盆腔积液 6 个月，否认糖尿病、高血压、冠心病病史。

【中医诊断】咳嗽、淋证。

【西医诊断】尿道感染。

【证型】热淋。

【治则】疏肝清热，利湿通淋。

【处方】桂枝 10g、茯苓 15g、党参 15g、牡丹皮 15g、芍药 15g、萹蓄 15g、车前子 15g、酒大黄 10g、滑石 10g、猪苓 15g、泽泻 15g、丹参 15g、柴胡 10g、黄芩 15g、法半夏 10g、枳壳 15g、肉苁蓉 10g、牛膝 15g、杏仁 10g、川楝子 10g、甘草 15g。7 剂，水煎服，早中晚 3 次分服。

二诊（2020-11-25）：咳嗽减轻，左少腹腹满减轻，大便正常，痰难咯出，流清涕。舌体略胖大，苔薄黄（图 5-2-1），脉沉略弦。

【处方】上方加伸筋草 15g、路路通 20g、阿胶 2g（烊化，每日 1 次），芍药增至 25g。10 剂水煎服，早晚 2 次分服。

三诊（2020-12-09）：尿热症状较前减轻。舌体略胖大，苔薄黄（图 5-2-2），脉沉略弦。

【处方】上方改滑石 15g，加蒲公英 25g、连翘 15g。10 剂水煎服，早晚 2 次分服。

（一）按语

患者自诉经常尿频、尿痛、尿热，且全身怕热，舌体略胖大，苔薄黄，且上述症状反复发作，遂诊断为热淋。患者中年女性，多见热象，天癸已绝，体质多见阴虚质、血瘀质，故主方取桂枝茯苓丸去桃仁，取其活血化瘀、清热凉血之功。

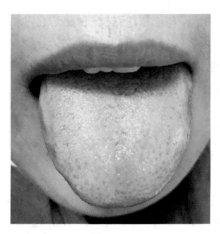

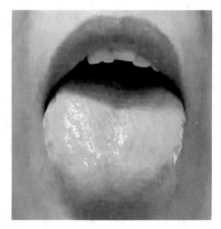

图 5-2-1   图 5-2-2

本方兼猪苓汤去阿胶，取利水育阴清热之功，猪苓汤首见于《伤寒杂病论》。本方猪苓为君药，取其淡渗利水、通利膀胱之功。以泽泻、茯苓为臣药，取甘淡之性，益猪苓利水渗湿之力，且泽泻性寒兼可泄热，茯苓尚可健脾以助运湿。佐入滑石之甘寒，利水、清热两彰其功。加以萹蓄清热利湿、利尿通淋，车前子利水通淋，大黄导热下行，甘草缓和诸药，调和药性；患者左侧胸胁胀满，脉略弦，说明患者肝郁气滞，遂予小柴胡汤疏肝理气，再加以川楝子加强疏肝泄热之功；患者咳嗽乃因水气上逆于肺所致，遂与杏仁止咳，且其又能通便。患者为中年女性，肾阳虚，兼见便秘，故取济川煎去当归、升麻，润肠通便。

二诊患者经治疗症状有所好转，但仍有少腹胀满、大便难解之症。故本方加用芍药、伸筋草以疏肝理气、制酸止痛，并予路路通缓解便秘。三诊患者出现尿热症状减轻，但症状仍可见，故取上品三药，滑石性寒凉，蒲公英、连翘清热解毒，三药共用可清热导赤，凉血利尿。

（二）体悟

吾师吕晓东教授认为本则医案的西医诊断为复发性尿路感染，中医学属"热淋"范畴，临床以阴虚兼夹湿热最常见，究其原因如下：一是年岁渐长，素体渐亏，肝肾虚损于下，阴精不足；二是失治或误治，过用苦寒清利之法，使阴液伤，阳气损；三是风寒外感、化热入里或湿邪久居化热及阴虚虚热内生，致湿热蓄于膀胱。淋证涉及的病证比较广泛，病理复杂，治则各异，是临床常见病、多发病。淋证病因病机以湿热下注、五脏失调及气机不畅较为常见。治疗淋浊则首辨虚实，通补并重，常见分利湿热法、清利火腑法、利气疏导法、滑利通阳法、益阴和阳法、补养下元法。吾师在该则医案中取育阴清热、利水通淋之法切合病机，以求解热淋之疾。

（三）思维导图

详见图 5-2-3。

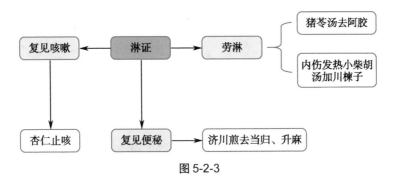

图 5-2-3

（四）学术思想小记

淋证病位膀胱肾，热血石气膏劳淋，治应首辨其虚实，通补兼施尿自通。

第六章　气血津液疾病

第一节　郁　证

一、中西医临床概述

郁病为情志不舒、气机郁滞所致之情志病，其主要临床表现有心情抑郁、胸部满闷、胁肋胀痛，或易怒易哭，或咽中如有异物梗塞等。其有广义和狭义之分，狭义之郁单指的是情志发病所致之郁，广义之郁是除情志所致之郁，还包括外邪所致之郁。后世医家认为，郁病非独以神志异常为诱病之因，内伤、六淫等皆可中，病位主要在肝脾肾，也会波及全身，故见周身不适等临床表现。郁病之脏躁及梅核气，记载于张仲景《金匮要略·妇人杂病脉证并治》，指明此两种疾病多见于女性病患，针对此疾，疗以甘麦大枣汤和半夏厚朴汤，效用至今。郁病形成的病因病机，其一是责之在肝，恼怒、紧张、焦虑等不良精神情志因素，均可使肝气失于条达，气机不畅而为郁；其二是责之在脾，忧思抑郁、苦闷不解等情志不调直接使脾气郁结，或肝气郁结日久之后横逆侮脾，均可导致脾健运失职，进而导致病理产物积聚而为郁。

郁病的辨证类型有虚实之分，虚证包括心神失养证、心脾两虚证、心肾阴虚证；实证包括肝气郁结证、气郁化火证、痰气郁结证。以理气开郁，调畅气机为总治则，根据证型的不同，配以不同治则，心神失养证治以养心安神，心脾两虚证治以健脾养心，心肾阴虚证治以补养心肾，肝气郁结证治以疏肝解郁，气郁化火证治以疏肝泻火，痰气郁结证治以化痰散结。在临床上需要和梅核气、噎膈等其他典型疾病相鉴别，梅核气以咽中有异物梗塞感，咳不出，吞不下为特征；噎膈以吞咽困难为特征。

西医的焦虑、抑郁都可将其归属于中医郁病的范畴。临床上使用的抗抑郁药，大多在一定程度上，通过影响大脑乙酰化状态来提高突触的可塑性，从而达到抗抑郁的作用。在针对治疗中，西药的对症效用在疾病初期可以有效缓解症状,但其存在依赖性明显、停药周期长等一系列问题。其中最为重要的一点便是,药效启用时间延缓,为了规避此不足,临床上多将抗抑郁药物和非抗抑郁药物联合应用,在提高耐药性的同时,亦可以缩短药物起效时间,故而通过肠道微生物治疗以抗抑郁的研究成为抗抑郁治疗的热点。

二、柴胡龙骨牡蛎汤治疗郁病验案一则

患者关某,女,57 岁,2020 年 8 月 12 日初诊。

主诉:心烦、失眠一个月。

现病史:患者一个月前出现心烦,失眠,烘热汗出,怕热,口干,善太息,乏力。大便溏,小便尚可。舌质略暗,苔白,伴齿痕,脉沉细。

既往史:否认其他疾病史。

过敏史:否认食物、药物过敏史。

【中医诊断】郁证。

【西医诊断】抑郁症。

【处方】柴胡 10g、生龙骨 20g、生牡蛎 20g、茯苓 15g、桂枝 10g、干姜 10g、党参 20g、黄芩 15g、法半夏 15g、鳖甲 20g、桑椹 25g、石菖蒲 15g、远志 15g、柏子仁 15g、夜交藤 15g、黄芪 20g、陈皮 15g、甘草 15g、山栀子 15g、淡豆豉 15g。7 剂,水煎服,早中晚 3 次分服。

二诊(2020-09-02):心烦,易怒,入睡困难,乏力,后背不适。舌质暗,有齿痕,脉沉。

【处方】上方加竹茹 15g、枳实 20g、酸枣仁 10g。15 剂,水煎服,浓煎 100ml,早中晚 3 次分服。

三诊(2020-11-04):症状同前。舌质略暗,苔白,脉沉。

【处方】上方加川楝子 10g。15 剂,水煎服,浓煎 100ml,早中晚 3 次分服。

四诊(2020-11-25):心烦,时有害怕,入睡困难,口干不苦,大便溏,小便热不疼,偶有烘热。舌质红,苔黄,脉弦。

【处方】法半夏 10g、陈皮 15g、薏苡仁 20g、茯苓 15g、竹茹 15g、枳实 10g、栀子 15g、淡豆豉 15g、厚朴 15g、滑石 15g、猪苓 15g、泽泻 10g、石菖蒲 15g、远志 10g、柴胡 15g、龙骨 20g、牡蛎 20g、川芎 15g、川楝子 10g、甘草 20g。7 剂,水煎服,浓煎 100ml,早中晚 3 次分服。

五诊(2020-12-16):夜寐不安缓解,偶有心烦。舌质红,苔薄黄,脉沉弦。

【处方】上方加木香 10g、郁金 15g。10 剂,水煎服,浓煎 100ml,日 2 次分服。

（一）按语

患者首诊时，以心烦、失眠为主要就诊症状。年老诸脏腑功能衰减，以致血液化生不足，血不养心，心神失于濡养，心主神明生理功能减弱，故见心烦等情志失调之变。心烦等情志失调之变，致脏腑功能紊乱，使气血失和，阴阳失调，或阴虚不能将阳含纳其中，或阳虚不得入于阴，最终病发失眠。证属心脾两虚，心血虚见心烦、失眠；脾虚运化水谷无力，故见便溏，脾气虚见乏力，齿痕舌亦是脾虚之象。土壅木郁，脾病传肝，从而导致肝脏功能失调，气机失畅，肝气失于调达，故见善太息。或因阴虚所生之内热，或因肝郁所化之热，故见烘热汗出，怕热。此外郁证可以引起失眠，失眠也会加重郁证，二者之间具有密切相关性。《伤寒论》第107条："伤寒八九日，下之，胸满烦惊……柴胡加龙骨牡蛎汤主之。"其中"烦"意指一组系列症状，包括烦躁不安、睡眠障碍等，即有郁证、失眠的双重表现，柴胡加龙骨牡蛎汤可功用于除烦，镇静安神，故而以柴胡加龙骨牡蛎汤为基础方进行加减。并配合安神定志丸加减，龙骨、牡蛎重镇安神。以山栀子、淡豆豉清热除烦，以远志、柏子仁、石菖蒲、夜交藤宁心安神，以桑椹、鳖甲泻热以治时有烘热汗出、怕热。茯苓，其一可健运脾湿治便溏；其二亦有安心神之效。以干姜温中燥湿以止泻。黄芪、党参补气以治乏力，另党参可健脾。陈皮理气行滞，畅郁结以治善太息。

二诊时，患者见心烦，易怒，入睡困难，乏力，后背不适。以柴胡加龙骨牡蛎汤和温胆汤进行加减治疗。竹茹、枳实，清郁除烦，行气通滞。入睡困难加酸枣仁宁心安神。《金匮要略》："虚劳虚烦不得眠，酸枣仁汤主之。"

三诊时，乏力，余症状同前。上方加川楝子10g，川楝子有行气的效果，畅达气机，可解气机失调之烦闷不舒。

四诊时，患者心烦时有害怕，入睡困难，以温胆汤和柴胡龙骨牡蛎汤加减除烦安眠，配安神定志丸加减镇惊安神定志，配出自《医宗金鉴》的除湿猪苓汤加减，除湿健脾，以治大便溏泄。栀子、淡豆豉清心除烦。川芎、川楝子舒达气机之郁滞，作行气之使。气机郁滞之时，以行气为要，气机不通，此时补气，反而使气郁滞更甚，若重者，可见化火之弊端。

五诊时，上方加木香、郁金。木香、郁金是《医宗金鉴》中颠倒木金散的方药组成，原书中用以治胸痛，此处木香、郁金行气解郁，开通郁滞，以舒解情志之郁。

（二）体悟

此医案中，患者情志之病诱发失眠之病，失眠之病加重情志之病。郁证和失眠本为两个独立的疾病系统，在此案中，却同见于一人之身，原证机为心脾两虚，心神失于濡养，脾虚失于健运。在病患有乏力等虚象的同时，又稍微有烘热汗出、怕热等化热之象，在治疗时尤要注意疏导气机之郁滞，一则若不行气解郁，可致郁火难除，热象不解，心烦失眠亦不得根治；另一则在行气之时，见乏力等虚象，也不能见虚治虚，气机郁滞不除，补则助郁化火，气机郁滞更为严重。在此案当中，尤要注意气机通达和明辨补气之机要。

在临证之时，病机转化复杂，病理演化难辨，临床症状隐匿而不显，往往没有规律性及一致性可循，故而需要医者能熟悉疾病本身的致病特点以及患者所患之病的证机所在，在将患者体质、情志及其他潜在致病因素等综合考虑分析后，整体论治，以达药到病缓之良效。

（三）思维导图

详见图 6-1-1。

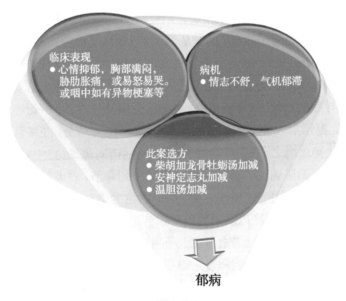

图 6-1-1

（四）学术思想小记

郁证或兼失眠病，畅达气机为首要，柴加龙牡不能丢，若兼虚烦善惊恐，温胆安神来相助。

第二节 虚 劳

一、中西医临床概述

虚劳是所有因脏腑气血阴阳损伤导致的许多种表现为慢性虚弱的疾病的统称，与先天不足、后天失养、劳伤过度、久病消耗等有关。"虚劳"一词首次出现于《金匮要略·血痹虚劳病脉证并治》，该篇初步地阐述了虚劳的病因病机与其证治方法之要点。虚劳患者主要表现为严重的疲劳，并伴有认知或神经功能损害。明·戴思恭《证治要诀》云："五劳者，五脏之劳也。"明·楼英《医学纲目》中也以五脏为基础理论辨证解释了五劳，书中记载心主血脉，心劳则会导致血之虚损；肝主藏血，神赖血养，肝劳则会神损；脾主运化，脾劳则引起食损；肺主气，肺劳则气损；肾藏精，肾劳则精损。隋·巢元方于《诸病源候论·虚劳病诸候》一篇中以"虚劳者，五劳、六极、七伤是也"一句概括了虚劳的病因，并进一步向世人阐述了六种虚劳，分别为"气极""血极""筋极""骨极""肌极""精极"，即"六极"，极者，至也，终也，穷也，由此可见虚劳是由于维持人体正常功能各物质的过度损耗而导致的结果。《金匮要略·血痹虚劳病脉证并治》中论述解释了七伤的病因，以此提示后人虚劳的相关病因有饮食、情志、房劳、经络营卫气伤等多重因素。唐代孙思邈之《备急千金要方》承袭了《诸病源候论》中对虚劳的分类，书中以更为详尽的脏腑与六极之类别将虚劳分列章节，对虚劳的认识也更为完善。《虚损启微》中所述的"虚损之由，不论酒色劳倦，七情饮食，皆能致此，而惟阴阳之辨为最要"。首次以阴阳为纲对虚劳进行辨证。虚劳之症状繁多复杂，但其病机都不离气血阴阳四者之亏耗及五脏之虚损与久虚不复成劳。中医治疗虚劳应根据五脏气血阴阳不同程度之虚损，以调和阴阳为基本原则进行治疗。

现代医学中许多常见的慢性消耗性类疾病均有可能会出现虚劳的相关症状，西医各个系统的疾病中凡是其病机属于气血阴阳损伤的患者均可以虚劳的经验方法对其进行论治。许多慢性消耗性疾病在临床中尚未有系统的西医治疗方案，主要是对患者进行对症治疗，应用中医思想对此类患者进行辨证治疗具有极大优势。

二、从"气血阴阳"治疗虚劳验案一则

患者刘某，女，35 岁，2021 年 3 月 31 日初诊。
主诉：乏力头晕 1 个月。

现病史：乏力，头晕，心烦，易怒，心悸，全身怕冷，月经量少，二便正常，偶有便秘。舌淡胖大，伴齿痕（图6-2-1），脉沉细。

既往史：曾诊断缺铁性贫血，查血红蛋白14g/L（2021年3月10日）。

过敏史：否认食物、药物过敏史。

【中医诊断】虚劳。

【西医诊断】缺铁性贫血。

【证型】心脾气血两虚，阴阳互损证。

【治则】平调气血阴阳。

【处方】吴茱萸5g、赤芍15g、麦冬15g、生地黄15g、桂枝15g、党参25g、川芎15g、牡丹皮15g、当归15g、肉桂5g、山药30g、茯苓15g、砂仁15g、白术15g、大枣15g、扁豆15g、莲子15g、桔梗15g、法半夏10g、柴胡10g、川楝子8g、枸杞子15g、阿胶2g（每日1次）。10剂，水煎服，早中晚3次分服。

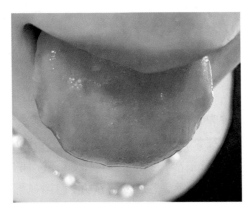

图6-2-1

二诊（2021-04-06）：上述症状好转。偶有口渴，腹胀，夜寐尚可，舌淡胖大伴齿痕，脉沉细。

【处方】上方加玉竹10g、石斛15g。10剂，水煎服，早中晚3次分服。

三诊（2021-04-20）：上述症状好转。现患者时有易惊，舌淡胖大伴齿痕，脉沉细。

【处方】上方加竹茹10g、枳实10g，减川楝子8g。10剂，水煎服，早中晚3次分服。

四诊（2021-05-05）：上述症状好转。患者间歇性睡眠困难，舌体胖大，伴齿痕（图6-2-2），脉沉细。

【处方】上方枸杞增至20g。10剂，水煎服，早晚2次分服。

五诊（2021-05-19）：查血红蛋白 86g/L，尿蛋白 1+，活动后心悸，月经量少，延迟，不怕冷，二便正常，夜寐差，多梦，食欲一般。舌体胖大，伴齿痕（图 6-2-3）。

【处方】制附子 8g、桂枝 10g、茯苓 15g、山药 30g、砂仁 10g、扁豆 15g、薏苡仁 10g、吴茱萸 5g、麦冬 20g、芡实 10g、赤芍 10g、牡丹皮 10g、川芎 10g、石菖蒲 15g、酸枣仁 10g、柏子仁 15g、阿胶 2g（每日 1 次）。10 剂，水煎服，早中晚 3 次分服。

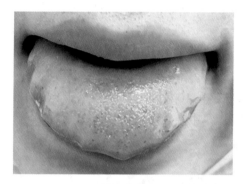 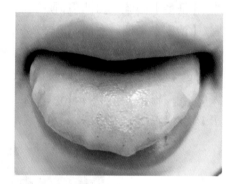

图 6-2-2   图 6-2-3

（一）按语

中医认为虚劳为脏腑之间传变，阴阳气血同病所致。结合患者症状表现，患者属心脾气血两虚之征象。患者以乏力头晕多日为主诉就诊，症见乏力、头晕、心烦、易怒、心悸、全身怕冷、月经量少，二便正常，偶有便秘。《医宗金鉴》云"风中其内之气分，则病百疾，主之以薯蓣丸，散诸风邪，补诸不足，滋诸枯槁，调诸荣卫，故其药温润共剂，补散同方也。"吕晓东教授以薯蓣丸合温经汤加减以补气扶脾，养血温经。方中以党参、白术、茯苓、大枣补气；赤芍、川芎、牡丹皮、当归、阿胶补血；麦冬、生地黄、枸杞子滋阴；吴茱萸、桂枝、肉桂助阳；白术为"脾脏补气健脾第一要药"，与茯苓、山药相须为用。尽管患者症状有风气之象，但不应以此为重，而仍是以补益气血为先，正气正常运转则风气自除。方中加入半夏与柴胡并用，寒热并用，平调阴阳；砂仁、扁豆以健脾和中，化湿止泻；吴茱萸、肉桂以助阳散寒止痛；川楝子、枸杞子以滋补肝肾。最后酌情加入阿胶这味血肉有情之品以期助患者滋阴补血。

二诊时患者症状已见好转，于是继续应用前方。但患者偶有口渴，腹胀之症状，遂于前方中加入玉竹、石斛二药以养阴生津止渴，且《神农本草经》云"石斛……补五脏虚劳羸瘦，强阴，久服厚肠胃"，此为一举多得之良药。三诊时患者上述症状好转，继续应用前方，患者时有害怕，舌淡胖大伴齿痕，脉沉细，为肝郁痰扰之先兆，多因情志忧郁，气郁化火，灼津为痰，痰热互结，内扰心胆，致胆气不宁，心神不安，在原方基础上加竹茹、枳实，减川楝子，以组成温胆汤，治以疏肝解郁，豁痰清胆。四诊时患者出现间歇性睡眠困难，在上方基础上加枸杞以滋肾安神。《药性论》认为枸杞可"安神"；《食疗本草》中则记录了枸杞"去虚劳"的作用。此处取枸杞既能安神又补虚劳之功效。五诊时患者查血红蛋白86g/L，有明显的升高好转。但患者活动后心悸，月经量少，延迟，不怕冷，二便正常，夜寐差，多梦，食欲一般。舌体胖大，伴齿痕，脉弦滑，予其以桂枝茯苓丸合参苓白术散为底方，以效补益脾胃，活血化瘀之功。虚劳虽为虚证，但常因虚致实，有夹痰夹瘀之状，故在补益的同时也要注意消除相应的病理因素。

（二）体悟

虚劳患者往往因劳日久致损，且常阴阳互损，应注重补虚扶正，以防外邪之扰。本案患者素有乏力头晕之感，加之有缺铁性贫血之旧疾，故予患者薯蓣丸，寒热并用，并补阴阳气血之虚损，诸药严谨有效。临床中虚劳患者往往病机繁杂，随着病情不同阶段的发展，易兼有瘀血与痰之病理因素，治疗时应注意除补益外应随症祛瘀血以生新血或祛痰扶正。虚劳之病程往往较长，易引起患者情绪失落，应注意嘱患者注意情志调畅、起居有节，必要时可酌情加减调畅情志之药。

（三）思维导图

详见图6-2-4。

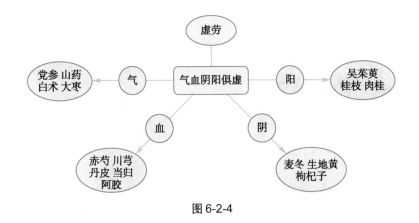

图6-2-4

（四）学术思想小记

久虚不复致虚劳，气血阴阳均损耗，补虚之中兼疏导，各有侧重选良方。

三、从"健脾生血"论治虚劳验案一则

患者沈某，女，33岁，2021年3月3日初诊。

主诉：食少纳呆便溏一月余。

现病史：食少，纳呆，食管有堵塞感，平时给予胃动力药有所好转，大便溏，贫血，月经周期量少，色正常，面色萎黄，怕冷，舌质淡，舌双侧瘀斑严重（图6-2-5），脉沉细弦。

既往史：缺铁性贫血，查血红蛋白4.7g/L。

过敏史：否认食物、药物过敏史。

【中医诊断】 虚劳（血虚）。

【西医诊断】 缺铁性贫血。

【证型】 脾胃虚弱，气血不足证。

【治法】 健脾和胃，益气生血。

【处方】 吴茱萸5g、麦冬15g、当归15g、川芎15g、法半夏10g、牡丹皮15g、桂枝10g、党参15g、茯苓15g、桃仁8g、赤芍15g、山药30g、砂仁10g、大枣15g、肉桂5g、鸡内金15g、莱菔子15g、大腹皮15g、川楝子8g、山楂10g、甘草15g、阿胶2g（每日1次，晚）、三七粉1g（每日1次，早）。7剂，水煎服，早晚2次分服。

二诊（2021-03-10）：检查正常，舌质较上次有所好转，伴齿痕（图6-2-6），脉沉细弦，食管有堵塞感及食后腹胀有所好转。

【处方】 上方加乳香8g、没药8g。15剂，水煎服，早中晚3次分服。

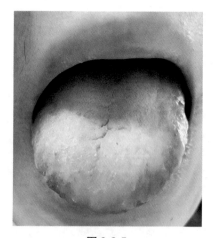

图6-2-5

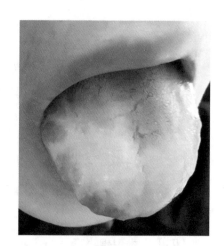

图6-2-6

三诊（**2021-03-24**）：面色正常，饮食尚可，3 月 3 日查血红蛋白 70g/L，今日血红蛋白 110g/L。舌质略暗，有瘀斑，伴齿痕，苔白（图 6-2-7），脉沉。

【**处方**】上方加黄芪 20g。10 剂，水煎服，早晚 2 次分服。

四诊（**2021-04-14**）：怕冷，脚凉，其他症状缓解，无打嗝，食欲正常，舌质淡红，边有瘀斑，伴齿痕（图 6-2-8），脉沉。

【**处方**】上方肉桂改为 10g。10 剂，水煎服，早晚 2 次分服。

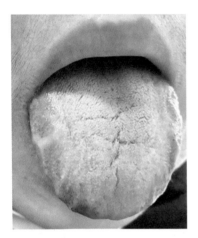

图 6-2-7

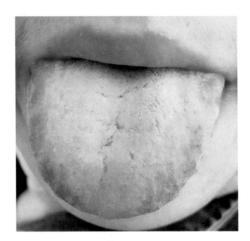

图 6-2-8

五诊（**2021-04-28**）：怕冷症状缓解，查血红蛋白 131g/L，舌质淡红，边有瘀斑（图 6-2-9），脉沉。

【**处方**】上方改乳香 10g、没药 10g。7 剂，水煎服，早晚 2 次分服。

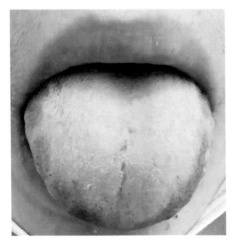

图 6-2-9

（一）按语

患者有贫血病史，又见"食少纳呆便溏"多日，月经周期量少，面色萎黄，结合舌脉可知患者脾胃素虚，血虚日久，兼有瘀证，故诊断为虚劳，辨证为脾胃虚弱证。贫血也属虚劳的一种，中医学中虽无贫血病名，但据其病因病机及临床表现，可将贫血归属于虚劳一病中的血虚。补土派李东垣《脾胃论》曰："夫脾胃不足，皆为血病。"研究发现，脾胃虚弱为贫血最常见的证型。《灵枢·营卫生会》："中焦亦并胃中，出上焦之后。此所受气者，泌糟粕，蒸津液，化其精微，上注于肺脉，乃化而为血。"脾胃运化水谷精微，上奉于心化赤生血，在血液生成的过程中起到了至关重要的作用，故治血当先治脾胃。初诊时吾师吕晓东教授选用温经汤为底方，温经汤出自《金匮要略·妇人杂病脉证并治》，有温经散寒、养血祛瘀之功。吴茱萸合桂枝，温中散寒，通利血脉；为改善血瘀之相，选用当归、川芎活血祛瘀，养血调经；党参为甘平之品，益气健脾，补中养胃，将原方中的人参换为党参，增强了补脾益胃，益气生血之力；加入法半夏，既助脾胃运化，又能和胃降逆；《血证论》云"治血者，必以脾为主"，脾胃不健则气血生化乏源，方中添加山药、砂仁和大枣，健脾和胃，补中益气，又有茯苓健脾利湿；加入血肉有情之品阿胶，养血补血；麦冬甘苦微寒，养阴清热，益胃生津；患者舌两侧有严重瘀斑，故应用桃仁配伍牡丹皮，活血行瘀，配伍赤芍，既能柔肝理脾，调理气血，又能清虚热，减轻辛温类药物燥热之性；添加川楝子，增强养血调肝之力；患者脾胃素虚，故选用鸡内金、莱菔子、大腹皮、山楂，促进胃肠蠕动，增强脾胃运化之力，体现补中有消，补而不滞的思想；甘草补脾益气，调和诸药。《神农本草经》将药物分为上、中、下三品，吾师选用的药物多为上中二品，以温补为主。

二诊时患者脾胃功能好转，但根据脉象可知体内仍留有瘀，在原方基础上添加乳香、没药，行血化瘀之力大增。三诊时查血红蛋白指标有所提高，舌苔白，有齿痕，是有湿邪困脾，脾气虚弱，在方中加入补气要药黄芪，《温病条辨》曰"血虚者，补其气而血自生"。四诊患者出现怕冷脚凉症状，加大方中肉桂用量，肉桂辛热，为治疗下元虚冷之要药。五诊病情显著缓解，查血红蛋白指标较首诊时明显好转，效不更方，仅加大乳香、没药用量，以巩固疗效。

（二）体悟

缺铁性贫血是由于体内缺少铁元素，影响血红蛋白的合成而导致的贫血，目前口服铁剂是西医治疗缺铁性贫血的主要方法，但在服药过程中往往会产生不同程度的胃肠道不良反应，从而影响铁剂的吸收，恶性循环，使得患者的服药依从性和对医生的信任度较差。中医药治疗贫血有独到的优势。《血证论》云

"食气入胃,脾经化汁,上奉心火,心火得之,变化而赤,是之谓血",吾师在治疗贫血时,从脾胃论治,应用大量补脾益胃的药物,能有效提高血红蛋白含量,脾气健运,气血旺盛则血液充足;同时也不乏鸡内金、莱菔子等促进胃肠蠕动的药物,能做到补而不滞。针对缺铁性贫血脾胃虚弱的病机,使用健脾和胃、益气养血的中药,符合中医"治病求本"的原则。

（三）思维导图

详见图6-2-10。

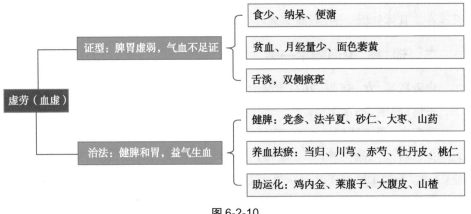

图 6-2-10

（四）学术思想小记

虚劳血证补中焦,脾胃气血生化源,健脾和胃助运化,益气生血病能瘥。

第三节 痰 饮

一、中西医临床概述

痰饮是中医证候病系类型中有关于气血津液的部分,痰饮是人体内水液不归正化所致的一类,现代医学对于痰饮未有明确病名诊断。

痰饮,不仅可以是病因、病理产物和临床表现的概括,还可以是疾病本身发展过程中的病机概括。痰与饮广义上可合为并称,狭义上各有特点又可相互转化,且常常同时存在而密不可分,故一般以痰饮合称。对于痰证的探讨有着悠长久远的历史,最早可追溯到《黄帝内经》,其中的许多水饮内邪致病的阐述,为今后的痰证思想提供萌芽。"痰饮"之名,最早见于张仲景的《金匮要略》。历代医者在临床诊治中不断总结突破,其理论成就大致可分为两个时期。第一时期是从隋朝至宋朝，痰饮分论而治，《诸病源候论》谈及痰证诡异复杂、异于寻常，其变化多端，治疗繁杂，不过究其缘由无外乎"因病生痰"和"因痰致病"；宋代名著《仁斋直指方》指出痰异于饮，黏腻不畅者为痰，清稀如流者为饮。第二个时期是从金元至清代，这段时期痰饮的概念逐步虚化，界限不明，民间流传着"百病皆为痰"的说法。金元时期著作《泰定养生主论》中将痰饮、瘀血、精亏等病纳入"痰"的概念之中；明代张景岳在其《景岳全书》中提及"痰涎本皆血气"，认为痰随一身气机之升降，无所而不至。此时，痰饮成为一些疑难杂症的总称，内容庞杂。每名医家对于痰证都有其独到的认知，故治疗手段也各有所长。那么现在来具体分析一下，吕晓东教授一则痰证的经典医案。

二、谈"痰"论道验案一则

患者陈某，女，58 岁，2021 年 4 月 21 日初诊。

主诉：咳嗽，咳痰 1 年。

现病史：患者现症见咳嗽、咳痰、无喘，偶有痰中带血丝，质黏。后背怕冷，无汗少、盗汗，入睡困难，二便正常，舌质略暗，苔黄有裂纹（图 6-3-1），脉弦滑。肺 CT 示：右肺上叶及中叶有结节，双肺局限性纤维化。

既往史：否认既往有高血压、糖尿病、冠心病等疾病史。

过敏史：否认药物、食物过敏史。

【中医诊断】痰饮。

【证型】邪犯胸肺证。

【治则】和解宣利。

【处方】茯苓 15g、桂枝 10g、白术 15g、甘草 10g、杏仁 10g、桔梗 15g、附片 10g、蜜麻黄 8g、细辛 3g、蜜百部 10g、紫菀 15g、荆芥 15g、陈皮 15g、前胡 15g、白前 15g、远志 15g、柴胡 15g、石菖蒲 15g。7 剂，水煎服，浓煎 100ml，早中晚 3 次分服。

二诊（2021-05-05）：患者服药后无不适，症见痰量多，色白，饮水后痰量增多，大便稀溏，胃灼热，入睡困难。舌质略暗，苔黄有裂纹（图 6-3-2），脉弦滑。

【处方】党参 15g、茯苓 15g、白术 15g、白扁豆 15g、山药 35g、陈皮 15g、莲子 15g、砂仁 10g、桔梗 15g、鸡内金 15g、莱菔子 15g、白芍 15g、杏仁 15g、泽泻 15g、薏苡仁 25g、芡实 15g、桂枝 15g、远志 15g、麦冬 25g、鳖甲 15g、桑椹 25g、甘草 15g。10 剂，水煎服，早晚 2 次分服。

三诊（2021-05-19）：患者痰量减少，夜寐尚可，舌质略暗，苔薄黄伴齿痕（图 6-3-3）。

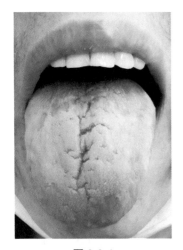

图 6-3-1

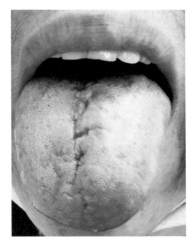

图 6-3-2

【处方】上方加枳壳 15g。10 剂，水煎服，早晚 2 次分服。

四诊（2021-06-02）：患者见痰少，夜寐尚可，舌质略暗，苔薄黄伴齿痕（图6-3-4），脉沉滑。

【处方】上方薏苡仁改为 10g，加乌梅 15g。10 剂，水煎服，早晚 2 次分服。

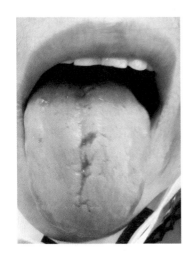

图 6-3-3

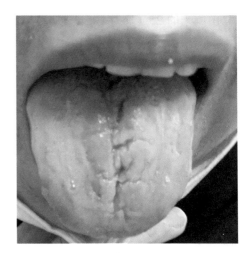

图 6-3-4

五诊（2021-06-16）：患者症状明显好转，舌质略暗，苔薄黄伴齿痕，脉沉滑。

【处方】上方加花蕊石 15g、仙鹤草 15g。10 剂，水煎服，早晚 2 次分服。

（一）按语

此案为痰证，百病皆由痰作祟，因此以治痰为首。患者痰多，有痰中带血丝且质黏。故苓桂术甘汤以治之，重用甘淡之茯苓，渗湿健脾，利水化饮，使水饮从小便而出。桂枝温阳化气，散化津液，并平冲降逆，加强茯苓化饮利水效力。患者无咳嗽、无喘，后背怕冷，少汗，属风寒表实证，因此以麻黄附子细辛汤为基础方加止嗽散，进行对症治疗加减，蜜麻黄较麻黄性温偏润，作用缓和；再加入前胡，治疗痰热喘满，咯痰黄稠，风热咳嗽痰多证效果尤为明显，紫菀、前胡共同使用，相须相使增强药效。妙用止嗽散治疗咳痰不爽。因患者失眠，睡眠质量差，吕晓东教授故加入远志、石菖蒲，镇静安神，有效治疗失眠，化用了定志小丸。

二诊患者痰中带血丝问题得到改善，痰的质地由黏稠变为正常。而且痰多的情况转变为喝水后痰多，患者自身感觉较好，说明有了明显作用。患者复诊症状新增便溏，故改方为参苓白术散为主方进行加减，参苓白术散主脾胃虚弱，食少便溏，加入莱菔子降气化痰，杏仁、薏苡仁、白芍并用能增强祛湿功效。因患者仍有入睡困难问题，故继续加强远志、鳖甲、桑椹的使用，滋补肝肾的同时，又不会闭门留寇。三诊，在原方基础上加枳壳，增强行气，和莱菔子相须为用，相得益彰。黄元御《四圣心源》曰："痰饮者，肺肾之病也，而根源于土湿。肺肾为痰饮之标，脾胃乃痰饮之本。"四诊，痰少，夜寐尚可，所以减少薏苡仁的用量，由原来的25g改为10g，并加乌梅用以养阴生津。五诊，症状明显好转，但舌质略暗，提示有瘀血，加花蕊石化瘀、仙鹤草收敛，同时为吕晓东教授化肺结节之对药。

（二）体悟

丹溪曰："痰者，人身之痰饮也。"痰作为致病因子，在实际临床诊治中分布广泛，故丹溪谓："百病之中多有兼痰。"痰之致病，其实质在于郁，气机不畅，血行阻塞，百病丛生。丹溪有谓："痰之为物，随气升降，无处不到。"依据本医案中患者特质，故吐法治痰，重在顺气。戴思恭认为："善治痰者，不治痰而治气，气顺则一身之津液亦随而气顺矣。"所以在二三诊中，着重使用了降气类药物。在临床跟师的所学所获中，我们感受到治病是一个整体统一的概念，整体观念的辨证论治，治病求本，抓住问题关键所在，抓住主要矛盾，药到病除，像本病中，患者病情复杂，病程反复，抓住痰证要点，见微知著。同时要多学经典，不断加强医学理论知识的学习。

（三）思维导图

详见图6-3-5。

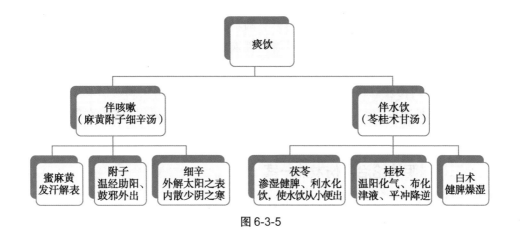

图 6-3-5

第四节 内 伤 发 热

一、中西医临床概述

内伤发热是指因脏腑功能失调,气、血、阴、阳失衡等基本病机引起机体"内伤",以发热为主要临床表现的病证,气滞、血瘀、痰湿郁结,壅遏化热,以及气、血、阴、阳亏虚发热,是内伤发热的两类病机,主要由情志不遂、久病体虚、过度劳累等所致。详述内伤发热病因病机的为《景岳全书·寒热》,曰:"阳虚则外寒,寒必伤阳也;阴虚则内热,热必伤阴也。阳盛则外热,阳归阳分也;阴盛则内寒,阴归阴分也。"内伤发热的起病通常难以察觉,病情全程时间相对较长,或以低热为主,或体温不高却自觉发热,或有反复发热病史。近代医家参考过往医家之经验并补其不足,着重以右归饮、理中汤、大补元煎、六味回阳饮等作为治疗阳虚发热的主要方剂。内伤发热的病机可涵盖为虚、实两类,气郁、痰湿瘀滞、血瘀等实邪致病属实,然气虚、血虚、阴虚失养致病则属虚。基本病机为气血、津液、阴阳失调,致使阳气外浮于肌表而见发热。本病致病原理过程复杂,有一种或多种致病因素致内伤发热。其基本病因有气郁、气虚、阴虚、血虚等,证型有阴虚发热、血虚发热、气虚发热、阳虚发热、气郁发热、痰湿郁热和血瘀发热,若非单一病因致病,还可见夹兼证型,以气郁血瘀、气阴两虚、气血两虚较为常见。发病常以病久为因,日久损伤气血阴阳,常见虚实夹杂之证。本病在辨证方面应结合发热时辰、是否自汗盗汗、寒热偏好、饮食偏嗜、纳寐情况、性别、年龄等;治疗上应注重泻实补虚,属实者,宜以解郁、活血、除湿为主,适当配伍清热,属虚者,应以补为主,同时配伍益气、养血、滋阴、温阳等药物。

现代医学对内伤发热的总结尚不明确，常与功能性低热、肿瘤、血液病、结缔组织疾病、内分泌疾病，部分慢性感染性疾病所引起的发热、某些原因不明的发热等疾病相类比。此外某些心理疾病，如抑郁症、焦虑症等，也与中医内伤发热相关联。内伤发热在西医上并无准确对应的疾病，在落实到内伤发热的临床表现时，可辨证论治。上述疾病出现发热症状时西医常采用药物、物理疗法以降温，以求患者体温回归正常。

二、滋阴法论治内伤发热一案

患者崔某，女，65 岁，2020 年 10 月 14 日初诊。

主诉： 反复入夜咳嗽、发热半年。

现病史： 患者半年前无明显诱因出现入夜咳嗽，自觉发热，后症状反复。现症见：每夜 0—1 时咳嗽，无痰，夜寐欠安，无烦热，时有白天烘热汗出，活动后汗出尤甚，焦虑，心慌，口干、口苦，不渴，纳可，大便干燥，约 3 日一行，小便尚可，寐差，常服盐酸氟西汀以抗焦虑。舌质红，苔略黄燥，脉沉。

既往史： 乳腺癌术后两年。

【中医诊断】 郁证。

【证型】 阴虚发热证。

【治则】 疏肝解郁，滋阴清热。

【处方】 熟地黄 15g、牡丹皮 15g、柴胡 10g、龙骨 20g、牡蛎 20g、当归 15g、川芎 15g、郁金 15g、木香 10g、川楝子 10g、桔梗 15g、麦冬 15g、沙参 15g、枸杞子 20g、杏仁 10g、肉苁蓉 15g、牛膝 15g、栀子 15g。7 剂，水煎服，早中晚 3 次分服。

二诊（ 2020-10-21）： 咳嗽、发热症状较前好转，寐差。舌质红，苔略黄，脉沉。

【处方】 上方加远志 10g、石菖蒲 15g。3 剂水煎服，早中晚 3 次分服。

三诊（ 2020-11-04）： 症状明显好转，仍可见尿热。舌质红，苔黄略燥，脉沉。

【处方】 上方加鳖甲 15g、桑椹 25g、黄连 10g。10 剂水煎服，早中晚 3 次分服。

（一）按语

方以一贯煎为主方，辅以柴胡龙骨牡蛎汤、济川煎加减。考虑患者因乳腺癌手术损伤阴津，遂有咳嗽无痰，白天时有烘热汗出，便干。患者每夜 0—1 时咳嗽，0—1 时为足少阳胆经走行时间，肝胆互为表里，遂以一贯煎滋阴疏肝，一贯煎出自《续名医类案》，为清代名医魏之琇先生所创，魏氏曰："统治胁痛、吞酸、吐酸、疝瘕，一切肝病。"是滋阴疏肝的著名方剂。该方由北沙参、麦门冬、干地黄、当归、枸杞子和川楝子组成，其组方严谨，配伍精当，临床上可用于肝阴亏虚所致的多种疾病。熟地黄归肝经，方中重用熟地黄为君药，具有滋肾养肝，生精补血的作用。一贯煎对于肝阴不足，气郁生热型郁证具有滋阴柔肝的作用，是临床治疗抑郁常用经典方，方中川楝子疏肝理气，补肝与疏肝相结合，以补为主，使肝体得养，而无滋腻碍胃遏滞气机之虞，且无伤及阴血之弊，佐以川芎、木香行气，使方药补而不滞。又由于患者常服抗焦虑药物，且现症见夜寐欠安，遂予柴胡龙骨牡蛎汤以镇惊安神、疏肝行气，缓解患者之烦躁不安的症状。患者老年女性，多见脾肾阳虚，兼见便秘，故予济川煎加大黄以温阳通便。此外口干、苔燥均为津液不足之表现，故予麦冬、沙参滋阴润燥。患者咳嗽，故予桔梗、杏仁功能宣肺止咳，牡丹皮功能清虚热，栀子清三焦之热除烦。

　　二诊时较前好转，但仍可见失眠，故予远志、石菖蒲，取宁心安神助眠之功，二者共用使气顺而壅自开，痰浊消散，清明神智。

　　三诊患者见阴虚热甚之证，取黄连清热，桑椹滋阴，鳖甲凉血，共奏滋阴凉血之功。

（二）体悟

　　吕晓东教授认为该则医案为"郁证"所致的内伤发热。郁证多因情志失常，肝郁气滞所致。郁证病位多在肝，肝为风木之脏，治疗当以舒畅、调达为本。肝疏泄之功失常可见急躁易怒、情志抑郁等症状。本例医案中重点在先辨内伤发热的分型，乃肝郁气滞兼阴虚阳亢所致。虚实夹杂，故治疗应标本兼顾、虚实兼顾，补虚药与清热药共用，并注意对饮食、气机等进行调整。

（三）思维导图

　　详见图6-4-1。

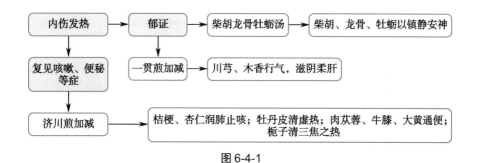

图6-4-1

（四）学术思想小记

　　内伤发热病因多，气血阴阳失调现，虚实标本均兼顾，水谷气机均需调。

第五节 汗 证

一、中西医临床概述

汗证，即患者出现异常汗出的证候。一般分自汗、盗汗两类。然而，根据病因不同，可分为阴汗和阳汗；从出汗的不同部位来看，可分为头汗、前额汗、腋汗、胸汗、背汗、手足汗等；由于出汗量的不同，有狂汗、无汗之分；根据愈后特点，有战汗、绝汗等之区别等。

汗证主要由外因引起，风、热、湿三邪为主要外邪。其病机包括营卫失调、热邪炽盛、少阳不利、湿热郁结、阳虚漏汗、阳气骤失等。《伤寒论》中对汗证的描述就有几百处，如53条中"病常自汗出者，此为荣气和。荣气和者外不谐，以卫气不共荣气谐和故尔。以荣行脉中，卫行脉外。复发其汗，荣卫和则愈，宜桂枝汤"，对自汗的病因病机及治则方药进行完整阐述。后代医家朱震亨认为"痰之为物，随气升降，无处不到"，将痰浊作为引起汗证的直接原因，而清代医家王清任认为血瘀会导致出汗，并善用血府逐瘀汤以止汗，于《医林改错》中指出："竟有用补气、固表、滋阴、降火，服之不效而反加重者，不知血瘀亦令人自汗、盗汗，用血府逐瘀汤，一两付而汗止。"自隋代至清代，内伤致汗理论日渐完善，饮食失调、作息失常、心态不健、劳逸失衡导致人体内脏器官功能障碍，气血阴阳不足，或内生湿热，痰瘀互结，阻碍水液代谢的正常进行。

汗证辨病，应首辨虚实，依据汗出时间、部位、色泽等，另辨寒热、气血、阴阳、脏腑归经等。治疗当以虚者补之、实者泻之、脱者固之、寒者热之、热者清之为原则，调和气血阴阳，使汗出有度。要区分汗证各个证型，首先要区分虚实，根据出汗的时间、部位和颜色来区分冷热、气血、阴阳、脏腑和经络。治疗应遵循补虚、泻实、固脱、温阳、清热的原则，调和气血阴阳，排汗适度。

本病在西医领域被称为多汗症。多汗症是一种全身或局部慢性自发出汗的现象，可对患者的生活质量产生严重的不良影响。多汗症可分为两种类型：局部多汗症和全身多汗症。全身多汗症是全身出汗过多。局部多汗症可见于手和脚、腋窝、外阴和头部。

二、从"调和阴阳"论治汗证验案一则

患者马某，女，48岁，2020年7月1日初诊。

主诉：时有烘热汗出两个月。

现病史：偶有上下半身出汗，偶有左右半身出汗，全身怕风，每遇冷风，时有疼痛，夜寐欠安，无心烦、焦虑，大便溏，小便正常，口渴，无盗汗，舌质红，苔黄厚燥（图6-5-1），脉沉弦。

既往史：腔隙性脑梗死，颈椎病，否认糖尿病、高血压、心脑血管疾病史。

过敏史：否认食物、药物过敏史。

【中医诊断】汗证。

【西医诊断】多汗症。

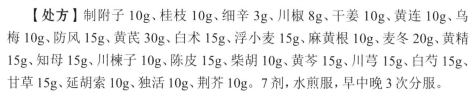

图 6-5-1

【证型】阴阳失调，外感风寒。

【治则】调和阴阳，祛风解表，生津止渴，疏肝解郁。

【处方】制附子10g、桂枝10g、细辛3g、川椒8g、干姜10g、黄连10g、乌梅10g、防风15g、黄芪30g、白术15g、浮小麦15g、麻黄根10g、麦冬20g、黄精15g、知母15g、川楝子10g、陈皮15g、柴胡10g、黄芩15g、川芎15g、白芍15g、甘草15g、延胡索10g、独活10g、荆芥10g。7剂，水煎服，早中晚3次分服。

二诊（2020-07-08）：症状怕风好转，舌质红，苔略黄厚（图6-5-2），脉沉弦。

【处方】上方加丹参15g，5剂水煎服，早中晚3次分服。

三诊（2020-07-15）：症状好转，舌质红，苔略黄（图6-5-3），脉沉弦。

【处方】上方加龙骨20g、牡蛎20g，10剂水煎服，早晚2次分服。

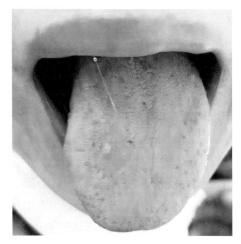

图 6-5-2

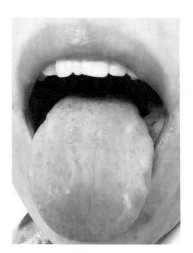

图 6-5-3

四诊（2020-07-29）：舌质红，苔略黄，脉沉弦。

【处方】上方改附子为 8g，10 剂水煎服，早晚 2 次分服。

五诊（2020-08-26）：症状明显好转，舌质红，苔略黄，脉沉弦。

【处方】上方减浮小麦为 10g，黄连改为 15g，10 剂水煎服，早晚 2 次分服用。

（一）按语

综合患者性别、年龄、主诉、病程等因素，可知该案辨证以阴阳失调为主，兼有风寒表证之象。患者以"时有烘热汗出"为主诉就诊，症见上下、左右半身出汗，全身怕风，夜寐欠安，大便溏，口渴，既往患有腔隙性脑梗死、颈椎病，察舌可见患者舌质红，苔黄厚燥，察脉知脉沉弦，根据汗证的中医病因病机及外表征象，可推断患者为阴阳失调兼外感风寒之证。故以乌梅丸合玉屏风散为底方进行加减，以行调和阴阳、祛风解表止汗之功。浮小麦与麻黄根为常用止汗药对，二药合用，固表止汗之力倍增；由于久汗伤阴，故予麦冬、黄精、知母养阴生津。患者平素焦虑，夜寐欠安且脉沉弦，说明肝失疏泄，气机郁滞，予川楝子、陈皮调畅气机，疏肝解郁；肝郁日久化火，扰动心神，故予柴胡、黄芩疏肝理气，清泄肝火。患者时有疼痛，予白芍配伍桂枝，调和营卫、温经止痛；配伍甘草，酸甘化阴以缓急止痛，甘草兼可调和诸药；同时延胡索为止一身疼痛之要药，配伍川芎，理气止痛；再加独活配伍防风、荆芥，祛风散寒，通络止痛。

二诊时患者怕风症状好转，舌质红，苔略黄厚，加丹参可入心经，清心凉血，安神除烦。三诊患者症状好转，苔略黄不厚，加生龙骨、牡蛎重镇安神，平肝潜阳。四诊患者舌诊、脉诊同上，此时减少制附子用量至 8g，以防附子火热之性太过，耗伤阴液。五诊患者症状明显好转，舌红苔略黄，减浮小麦为 10g，黄连改为 15g，以加强清理上焦火热的力量。

（二）体悟

在临床中，汗证随处可见，治疗方式也多种多样，不过中医治疗需要整体审查、四诊合参、辨证论治才能从根本上治愈疾病。本案中一中年女性患者以"时有烘热汗出"为主诉来诊，首先考虑患者或因处于围绝经期，体内阴液不足而致烘热汗出，故以"汗证"为中医诊断。依据现病史，可推断出体内阴阳失调兼外感风寒，辨证为肺卫不固。然而根据既往腔隙性脑梗死、颈椎病病史以及焦虑、大便溏、口渴、夜寐欠安等症状综合提示该患不止于单纯汗证，更有肝气郁结、肝火炽盛、脾土虚弱、津液亏虚等证候，情况较为复杂。治病首当求其因，该患处围绝经期，体内阴津自然亏虚故应用乌梅丸以调和阴阳，玉屏风散补虚止汗，更加柴芩疏肝解郁，缓解患者平素焦虑的症状，麦冬、黄精、知母滋阴养液，注重补充患者因火热煎熬所丢失的阴津。

（三）思维导图

详见图 6-5-4。

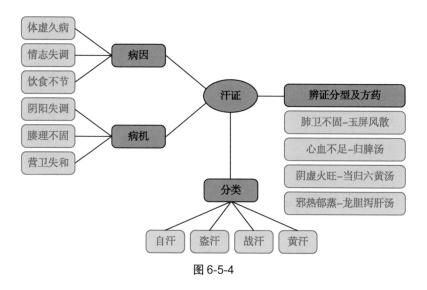

图 6-5-4

（四）学术思想小记

汗证起病究阴阳，心态起居饮食因，自汗盗汗黄战汗，调和阴阳止汗出。

第七章 杂 病

第一节 癥 瘕

一、中西医临床概述

癥瘕，为中医病名，现今指人体内有包块肿物结聚的疾病。癥是有形的，以静止不动、固定疼痛等为特征，病多在血的划分上。瘕者表现为聚散无常，痛无固定处，病多在气的划分上。临床上常同时出现这两种症状，故称癥瘕。《灵枢·百病始生》最早记载了癥和瘕的概念。"凝血蕴里而不散，津液涩渗，着而不去，而积皆成矣。"隋·巢元方在《诸病源候论·癥瘕病诸候》一书中首次确立了"癥瘕"名称，并进一步区分了癥瘕疾病："癥瘕者……其病不动者，直名为癥。若病虽有结瘕而可推移者，名为癥瘕，瘕者假也，谓虚假可动也。"经后世医学发展完善总结成："聚即聚也，聚与散变化无常""瘕即假也，虚妄之物化而形成者""积即积也，积存之物日久而成形""癥即征也，有形之物可征寻也"。叶天士《临证指南医案》中所云："以经主气，络主血""初为气结在经，久则血伤入络"。《叶氏医案存真》卷一提到"夫热邪湿邪皆气也，由募原分布三焦，营卫不主循环，升降清浊失司，邪属无形，先着气分，但无形之邪久延必致有形，由气入血，一定理也"，明确指出癥瘕由气至血的发展过程。并说明病邪在气分阶段主要引起功能失调，即无形之邪，病积久延由气病延及血络则发展为脏器损害，亦即由无形之瘕聚到有形之癥结的病理过程。中医学认为此病多因体虚复感外邪、饮食情志所伤以及其他病症日久不愈而引起正气亏虚，脏腑失调和，气滞、血瘀以及痰浊蕴结阻滞体内所致。常见证型有气滞血瘀型、痰瘀互结型、湿热瘀阻型等，临床中医治疗原则为行气活血、化瘀消癥散结等。

在西医角度上，与结节相类似。常见有肺结节、甲状腺结节等。肺结节是指肺内直径小于或等于3cm的类圆形或不规则病变。影像学表现为高密度影，可为单发或多发病灶，边界清晰或不清。不同密度肺结节的恶性概率不同。肺结节按其密度分为三类：实性结节、部分实性结节和磨玻璃结节。

二、论治癥瘕验案一则

患者女，40 岁，2021 年 6 月 23 日初诊。

主诉： 咳嗽半年。

现病史： 患者半年前出现胸闷胸痛咳嗽，未系统诊治，咳嗽，遇刺激性气味加重，咯黄痰，质黏，烘热汗出，口干口苦，小便黄，大便干燥，纳可，夜寐欠佳。舌红，苔薄黄（图 7-1-1），脉弦。

既往史： 肺内结节，甲状腺结节病史。

【中医诊断】 咳嗽，癥瘕。

【西医诊断】 肺结节。

【证型】 痰热瘀滞。

【治则】 清热化痰，消癥散结。

【处方】 蜜麻黄 10g、僵蚕 10g、石膏 25g、甘草 10g、五味子 10g、桑白皮 15g、杏仁 10g、蝉蜕 15g、桔梗 15g、黄芩 15g、紫苏子 15g、花蕊石 15g、仙鹤草 15g、火麻仁 10g、酒大黄 10g、地龙 15g、柴胡 10g、牛蒡子 15g、枇杷叶 15g、蒲公英 25g、连翘 10g，10 剂水煎服，早中晚 3 次分服。

二诊（2021-07-13）： 咳嗽减轻，咳痰，色略黄，偶有大便干燥，舌脉同前（图 7-1-2）。

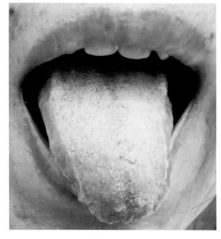

图 7-1-1

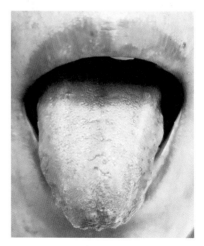

图 7-1-2

【处方】前方加鸡矢藤 15g、当归 20g，大黄改为 15g，10 剂水煎服，早晚 2 次分服。

三诊（2021-07-28）：咳嗽，咯白痰，说话多加重，气短，流清涕，口干，大便干。舌淡，苔薄黄（图 7-1-3）。

【处方】黄芪 40g、白术 15g、陈皮 15g、蜜麻黄 15g、射干 10g、杏仁 10g、桔梗 15g、灵芝 15g、党参 25g、升麻 10g、僵蚕 10g、蝉蜕 10g、火麻仁 10g、桃仁 10g、鸡矢藤 15g、当归 15g、蒲公英 30g、甘草 15g，10 剂水煎服，早晚 2 次分服。

四诊（2021-08-18）：咳嗽减轻，咯白痰，遇刺激性气味加重，口干、大便干好转。舌脉同前（图 7-1-3）。

【处方】上方加五味子 8g、柴胡 10g，10 剂水煎服，早晚 2 次分服。

五诊（2021-09-05）：咳嗽，痰白，质清稀，舌脉同前。查甲状腺结节较前减小，4a 级转为 3 级。（图 7-1-4）

【处方】上方减升麻 10g，加石膏 25g，10 剂水煎服，早晚 2 次分服。

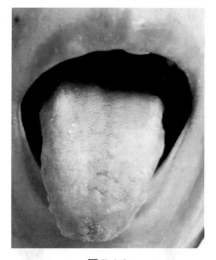

图 7-1-3

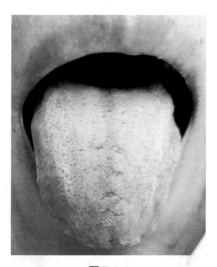

图 7-1-4

附：患者服药前后彩超报告（图7-1-5、图7-1-6）

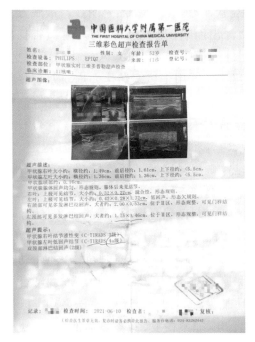

图 7-1-5

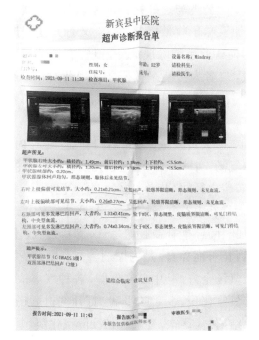

图 7-1-6

（一）按语

初诊时，患者有胸闷胸痛咳嗽症状，咳嗽，黄痰，热象明显。故底方主选麻杏石甘汤，本方出自《伤寒论》，"汗出而喘，无大热者，可与麻黄杏仁甘草石膏汤"，伊始用于治疗太阳病，用汗法而未治愈，风寒入侵体内而化生热，出汗和气喘的患者。在现代临床实践中，或用于风寒转化为热，或风热侵肺，其临床表现为肺热，喘、咳、渴而脉数者，有汗无汗皆可。吴鞠通在《温病条辨》说"喘咳息促，吐稀涎，脉洪数，右大于左，喉哑，是为热饮，麻杏石甘汤主之"。《本经》记载麻黄："气味苦、温，无毒。主中风伤寒头痛，温疟，发表出汗，去邪热气，止咳逆上气，除寒热，破癥坚积聚。"可宣肺解表，止咳平喘，应用为君药；石膏，《本经》载"气味辛、微寒，无毒。主中风寒热，心下逆气惊喘，口干舌焦，不能息"，能清肺热。麻黄石膏配合使用，既能轻扬宣肺，又能清热祛邪。杏仁被遣为臣药，其本质为苦涩之品，能收敛降肺气，止咳平喘，既可帮助石膏沉淀降下，亦可帮助麻黄降肺热。辅以炙甘草作佐使，功在护胃，避免石膏过冷而伤胃，亦有调和麻黄与石膏的寒性之功。纵观麻杏石甘汤的配伍，虽遣药仅四味，但严格且兼容，同时具有清法、宣法之功。既能清凉解热，又能止咳平喘。患者烘热汗出，加桑白皮、黄芩以清泄肺热；痰多质黏，加紫苏子、枇杷叶以降气化痰，桔梗以清热化痰，宽胸利膈。牛蒡子与枇杷叶，蒲公英与连翘是吕晓东教授临证常用之清肺热药对。其久咳半年，汗多，加五味子收敛肺气止汗，又有大便干燥不通，加大黄、牛蒡子、火麻仁润肠通便。此患者除现症外，既往有结节病史，故除对症治疗之外继续加僵蚕、蝉蜕，二者为吕晓东教授之常用药对，二药配伍，清热散结，同时抗过敏。仙鹤草、花蕊石合用可化痰、散结、祛瘀、解毒。蒲公英既可清热解毒又可化癥散结。

二诊大黄减量，另加当归补益；三诊时患者热象减退，气虚为主。方选补中益气汤。补中益气汤是金元四大家之一的补土派李东垣的代表方，李东垣根据《黄帝内经》"'劳者温之'，'损者温之'。盖温能除大热，大忌苦寒之药泻胃土耳"而立补中益气汤。肺者，气之本，方中黄芪补中益气、补肺固表为君；党参、甘草味甘温，能补益脏腑之气、脾胃之气，上述为臣药。陈皮能调节气机，再配以当归，补血养身，是为佐剂。升麻配合党参、黄芪提升清阳，为使药。综览补中益气汤全方，补中益气健脾，各种气虚症状均可自行治愈。另添加麻黄可促进肺气宣化痰饮，止咳平喘，打开气机顺畅通达，射干泄肺热，减少气逆，可益咽散结，化痰逐饮。杏仁、桔梗降气化痰，加灵芝益气滋阴止咳。患者仍有大便干，加火麻仁、桃仁柔润通便。继续加僵蚕、蝉蜕清热散结。鸡矢藤、蒲公英能活血化瘀散结。四诊患者仍有咳嗽，继续加五味子敛肺止咳。五诊患者症状俱有好转，去掉升麻，改加石膏继续清热。

（二）体悟

患者为结节体质，素有癥瘕，有肺结节和甲状腺结节病史，临床表现以咳嗽、咳痰为主，吾师吕晓东教授在论治该病案时，引经据典，化用经方加减止咳化痰，缓解患者当下临床症状，同时治病求本，蝉蜕、僵蚕、花蕊石、仙鹤草、蒲公英、鸡矢藤等，为吾师临床论治癥瘕积聚之常用药，蝉蜕为蝉科昆虫黑蚱的若虫羽化时脱落的皮壳。性味甘，寒。归肺、肝经。僵蚕为蚕蛾科昆虫家蚕蛾的幼虫在未吐丝前，因感染或人工接种白僵菌而发病致死的僵化虫体，二虫共用，化痰散结。肺结节常用药对为花蕊石、仙鹤草，《本草纲目》载："花蕊石……其功专于止血，能使血化为水，酸以收之也。而又能下死胎。落胞衣，去恶血，恶血化则胎与胞无阻滞之患矣。"甲状腺结节常用药为夏枯草，《本经》："主寒热、瘰疬、鼠瘘、头疮，破癥，散瘿结气，脚肿湿痹。"《本草从新》："治瘰疬、鼠瘘、瘿瘤、癥坚、乳痈、乳岩。"乳腺结节常用药对为路路通、蜂房，二者可通乳散结。灵活运用，活血化瘀，消癥散结，治有形之包块、结节。标本兼顾，论治癥瘕，受益无穷。

（三）思维导图

详见图 7-1-7。

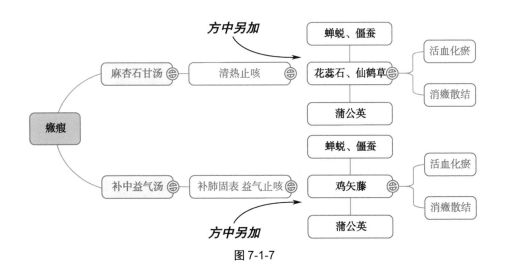

图 7-1-7

第二节 瘰 疬

一、中西医临床概述

瘰疬又称疬子颈、老鼠疮。好发于颈部及耳后，病变可限于一侧，也可两侧同时发生，其状如累累串珠，是一种慢性感染性疾病。多见于体弱儿童或青年女性。瘰疬一病通常起病缓慢，初起时结核如豆，不红不痛，随病情发展，颈部结核逐渐增大，融合成串，溃后脓水清稀，夹有败絮样物，未溃之脓头与溃后之败絮可同时存在，迁延不愈，形成窦道，愈后易形成凹陷性瘢痕。瘰疬病因大抵可归结为感受风火邪毒，痰火瘀结，或肝气久郁，气滞痰凝，或先天禀赋不足，虚火内灼，炼液为痰，结于颈项、腋胯之间所致。

瘰疬在治疗上以扶正祛邪为原则，采取三期论治之法，内外结合治疗。初期症见颈前皮下结核肿大，肿块大小不一，数目不等，按之坚实，推之能动，不痛不热。此期多以气滞痰凝为主，治宜疏肝理气，化痰散结，外治可外敷冲和膏或阳和解凝膏掺黑退消。中期症见皮下结块逐渐增大，可融合成片，活动度小，推之不动，渐感疼痛。此期多以肺肾阴亏、痰火凝结为主，治宜滋阴清热，化痰散结，外治可进行穿刺冲洗或切开引流。后期颈部脓肿破溃，脓水清稀，或夹有败絮样物质，或形成窦道。常伴消瘦、面色少华、精神倦怠、潮热、盗汗、咳嗽、头晕等症。此期多以气血亏虚为主，宜益气扶正，养血滋阴，外治可在溃后创面敷八二丹或七三丹，出现窦道时则应以药线引流，或扩创手术。

瘰疬多与现代医学的颈淋巴结结核相对应。颈淋巴结结核多见于儿童和青年人，一般起于胸锁乳突肌的前、后缘，可发于一侧，也可两侧均见。初期，肿大的淋巴结质地较硬，推之无痛。中期，淋巴结与皮肤和周围组织发生粘连；或相互融合成团，形成不易推动的结节性肿块。后期，淋巴结发生干酪样坏死、液化，形成寒性脓肿，脓肿破溃后形成窦道或慢性溃疡。现代医学治疗，主要是口服异烟肼6～12月；伴有全身症状或身体他处有结核病变者，应接受正规抗结核治疗。少数有限的、较大的能推动的淋巴结可考虑手术切除，寒性脓肿尚未穿破者可行穿刺抽吸，对于已经形成溃疡或窦道的患者，若继发感染不明显，可行刮除术，切开引流。

二、瘰疬验案一则

患者舒某，女，53 岁，2021 年 4 月 14 日初诊。

主诉：双侧颈部疼痛1月余。

现病史：患者双侧颈部疼痛1月余，2021年1月29日于辽宁省人民医院查浅表淋巴结超声示（图7-2-1）：左锁骨上窝数枚淋巴结，最大约2.4cm×0.9cm，边界清，形态规则。患者颈部疼痛，痰多，色白质黏，后颈部怕冷，二便正常，夜寐正常，口干不苦，舌质红，苔白滑（图7-2-2），脉沉。

既往史：否认高血压、糖尿病及心脑血管疾病病史。

过敏史：否认食物、药物过敏。

【中医诊断】瘰疬。

【西医诊断】颈淋巴结结核。

【证型】寒湿凝滞，痰结内生证。

【治则】温阳利水，化痰散结。

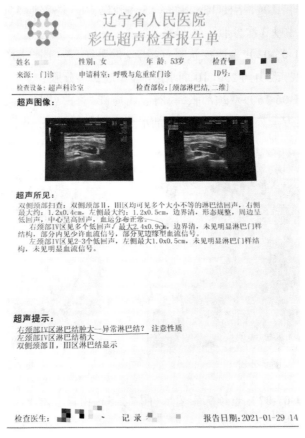

图7-2-1

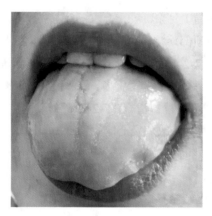

图 7-2-2

【处方】党参 20g、白术 15g、茯苓 15g、连翘 15g、山药 15g、莲子 15g、牡蛎 15g、土茯苓 15g、浙贝母 15g、仙鹤草 15g、花蕊石 15g、制附子 8g、蒲公英 20g、川楝子 10g、杏仁 10g、桔梗 15g、甘草 15g、砂仁 10g、路路通 15g、桃仁 15g。7 剂，水煎服，早中晚 3 次分服。

二诊(2021-06-02)：上述症状略有缓解，舌质红，苔白滑（图 7-2-3），脉沉。

【处方】上方改山药 25g，10 剂水煎服，早晚 2 次分服。

三诊(2021-06-16)：双颈部胀痛减轻，舌质红，苔白（图 7-2-4），脉沉。

【处方】上方蒲公英改为 35g，10 剂水煎服，早晚 2 次分服。

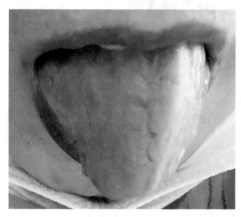

图 7-2-3

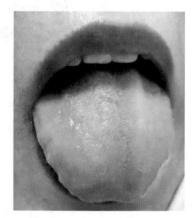

图 7-2-4

四诊(2021-07-07)：查颈部彩超示（图 7-2-5）：锁骨上淋巴结 1.5cm×0.9cm，舌质红，苔白（图 7-2-6），脉沉。

【处方】上方蒲公英改为 40g，10 剂水煎服，早晚 2 次分服。

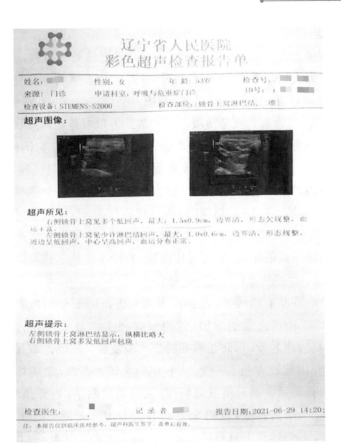

图 7-2-5

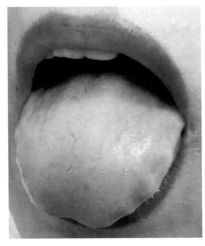

图 7-2-6

（一）按语

患者因双侧颈部疼痛就诊，且查体可见有淋巴结肿大数枚，考虑患者为瘰疬。本案患者为近日痰多而色白，且畏寒怕冷，考虑其瘰疬为痰凝所致，中年女性而又忧思劳碌较甚，情志不遂诸多，考虑其有气滞之象，且该患者肿块皮色不变，未见灼痛，遂诊断为气滞痰凝之证。故此方以参苓白术散和消瘰丸打底。参苓白术散益气健脾，利水渗湿，化瘰疬之痰凝。消瘰丸出自清代医家程国彭所著《医学心悟》，方中贝母清热化痰，消瘰散结；牡蛎味咸，软坚散结。土茯苓、仙鹤草皆可解毒消肿，与清热解毒之连翘、蒲公英合用，长于消肿散结，为治疗痈肿疮毒之常用药。花蕊石、路路通、桃仁化瘀行血，与行气之川楝子相配，理气化瘀，既可消肿，又可止痛。《金匮要略》提出了对痰的治疗原则"以温药和之"，故而应用附子温阳化气，既可温化痰饮，有助于瘰疬之痰凝消散，又可补火助阳，温经通络，改善患者后背发凉之症。

二诊时患者症状有所缓解，故继续服用前方，山药气轻性缓，归脾、肺、肾经，可补脾肺气，山药之量的增加，使得健脾利水之力增强，此外现代研究发现，山药亦有抗肿瘤之效，可防止瘰疬的进一步发展。三诊时双颈部胀痛减轻，情况有所好转，因此底方基本不变，舌苔由白滑转为苔白，说明体内痰湿减轻，山药加量也确有奇效。蒲公英既可利湿，又可消肿散结，内外热毒疮痈皆可治疗，且价格便宜，增其药量，使得全方消散之力增强。四诊时颈部彩超显示，经过 3 次治疗，右侧锁骨上窝淋巴结大小已经由之前的 2.4cm×0.9cm，缩小至 1.5cm×0.9cm，疗效显著，进一步验证此方与患者自身病情适用相当，故继续沿用此方，蒲公英之量又稍加，稳中求进，以期待更好疗效。

（二）体悟

吾师吕晓东教授认为瘰疬的形成，不论是气郁伤脾生痰，痰浊化热伤阴，还是痰火凝结成瘰，都离不开"痰"这一病理因素。《丹溪心法•痰》载："凡人身上中下有块者，多属痰。"痰具有黏滞胶着、流动不测、凝结积聚、秽浊腐败等特性，而痰邪与湿邪二者常盘绕同生，故而在治疗瘰疬一病上，利湿与祛痰并重乃是治疗之本。因此吾师吕晓东教授采用化痰散结、健脾利水加以活血化瘀之法，在瘰疬的治疗方面效果显著，同时，吾师认为蒲公英对于瘰疬的应用也应给予更多重视研究。

（三）思维导图

详见图 7-2-7。

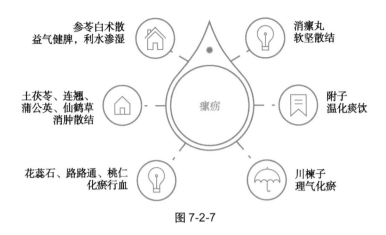

参苓白术散
益气健脾，利水渗湿

消瘰丸
软坚散结

土茯苓、连翘、
蒲公英、仙鹤草
消肿散结

附子
温化痰饮

瘰疬

花蕊石、路路通、桃仁
化瘀行血

川楝子
理气化瘀

图 7-2-7

（四）学术思想小记

瘰疬颈间串珠起，气结痰凝此致疾，参苓白术与消瘰，利湿祛痰瘰疬去。

第三节 口 糜

一、中西医临床概述

口糜是以口内黏膜充血、水肿、糜烂与假膜形成为主要表现的口腔病。

口腔扁平苔藓属于中医"口糜""口破"的疾病范畴。口腔扁平苔藓的皮损特征为白色网状条纹，皮损可融合、增生，甚至出现糜烂。网状皮损可进一步发展为斑片状皮损，萎缩样皮损可进一步发展而成糜烂样皮损。患者自觉症状有：麻木感、烧灼感，偶有虫爬发痒感。当皮肤黏膜充血发炎时，冷热刺激、嗜食辛辣等可产生疼痛，进食时食物接触黏膜时尤甚。中医认为情志不畅、气滞血瘀、邪毒蕴聚口腔局部导致了本病的发生发展，在治疗时，应调畅气机，活血化瘀，清解热毒，中医中药治疗该疾病有一定优势，疗效显著，且毒副作用较小。口糜的中医证型主要分为：阴虚火旺证、肝郁气滞证、脾胃湿热证、血虚风燥证四个证型，其中阴虚火旺证以口腔黏膜流脓或出血，舌红少苔，脉细数及阴虚症状为辨证要点；肝郁气滞证以口腔黏膜存在白纹，舌质淡或略紫，脉弦细及气滞症状为辨证要点；脾胃湿热证以口腔黏膜出现白色的网状斑片或角化斑，充血糜烂，舌红苔黄腻，脉滑数及湿热症状为辨证要点；血虚风燥证以口腔黏膜出现白纹，充血糜烂、溃疡，舌淡白，脉细弱及血虚症状为辨证要点。

现代医学认为本病与过敏、遗传、病毒感染、神经、精神等因素相关，但机制不详，口腔扁平苔藓还可合并部分自身免疫疾病。现代医学认为口腔扁平苔藓的发病机制较多且较为复杂，但总体认为口腔扁平苔藓的病因有：机体免疫功能失调、内分泌紊乱、微生物感染、微循环障碍等，部分学者认为除了上述病因，口腔扁平苔藓还与遗传相关，但这一观点目前缺乏有力证明。因口腔扁平苔藓属于慢性病，病程长，反复性周期性发作，故在药物治疗时，常常使用药膜、糊剂等增强机体免疫力，注意清理口腔中的牙齿残冠、牙齿残根、不良修复体，与此同时口服维生素辅助治疗，戒烟戒酒，保持健康规律的饮食作息，调畅情志，避免过度的精神刺激。用药常常使用糖皮质激素、地喹氯铵含片、氯化奎宁、左旋咪唑转移因子类、α-糜蛋白酶类等，以维生素辅助治疗，治疗效果非常明显。

二、从"有诸内者，必形诸外"论治口糜验案一则

患者方某，女，73 岁，2021 年 7 月 7 日初诊。

主诉：口腔溃疡反复发作七年余。

现病史：口腔溃疡反复发作七年余，曾于中国医科大学附属医院确诊为扁平苔藓。口干口苦，五心烦热，无汗出及盗汗，二便正常，偶有干燥，小便正常，胃偶有胀满。舌质暗，舌红少津，两边有瘀斑（图 7-3-1）。脉沉细。

既往史：否认糖尿病、高血压病、心脑血管疾病史。

过敏史：否认药物、食物过敏史。

【中医诊断】口糜。

【西医诊断】口腔扁平苔藓。

【证型】湿热中阻，阴虚夹瘀证。

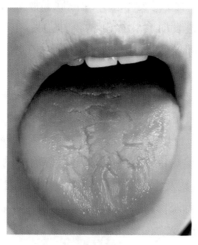

图 7-3-1

【治则】清热利湿,滋阴活血。

【处方】女贞子 15g、墨旱莲 15g、鳖甲 15g、桑椹 35g、蒲公英 40g、杏仁 10g、白蔻仁 15g、薏苡仁 35g、滑石 15g、竹叶 15g、厚朴 20g、法半夏 10g、柴胡 10g、丹参 15g、桃仁 10g、鸡矢藤 15g、莱菔子 15g、麦冬 20g、石斛 20g、甘草 10g。7 剂,水煎服,早中晚 3 次分服。

【外用药】儿茶 10g、硼砂 10g、冰片 20g,研粉每天少许涂擦口腔。

二诊(2021-07-13):上述症状有所好转,舌质暗,舌红少津,两边有瘀斑(图 7-3-2),脉沉细。

【处方】上方加黄精 15g、乌梅 15g。15 剂水煎服,早中晚 3 次分服。

【外用药】儿茶 10g、硼砂 10g、冰片 20g,研粉每天少许涂擦口腔。

三诊(2021-08-04):患者上述症状有所好转,舌红,少津,有裂纹(图 7-3-3),脉沉细。

【处方】上方加玉竹 15g。15 剂,水煎服,早中晚 3 次分服。

【外用药】儿茶 10g、硼砂 10g、冰片 20g,研粉每天少许涂擦口腔。

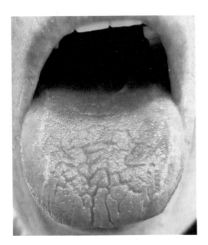

图 7-3-2

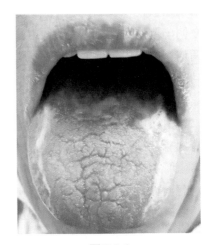

图 7-3-3

四诊(2021-09-22):患者上述症状有所好转,舌质红,少津,有裂纹,脉沉细。

【处方】女贞子 15g、墨旱莲 15g、玉竹 15g、黄精 15g、乌梅 15g、麦冬 20g、石斛 15g、瓜蒌 15g、丹参 15g、酸枣仁 10g、菟丝子 15g、芍药 25g、甘草 15g。15 剂,水煎服,早中晚 3 次分服。

【外用药】儿茶 10g、硼砂 10g、冰片 20g,研粉每天少许涂擦口腔。

（一）按语

结合患者病史、体质、发病季节、病程长短等因素，综合考虑此案，辨为口糜，湿热瘀结，阴虚内热之证。初诊时，患者以"口腔溃疡反复发作七年余"为主诉就诊，口腔溃疡一证，中医认为多与湿热瘀有关，《丹溪心法》云："有诸内者，必形诸外。"本患者所患之证大多由于长夏季节感受湿热之邪，卫分受邪，加之脾胃失和，内外相引所致。诚如薛生白《湿热条辨》中所言："太阴内伤，湿饮停聚，客邪再至，内外相引，故病湿热。"夏秋交界之季，天暑之气下迫，地上之湿上蒸，人体处于两股力量交汇之中而极易感受湿热病邪，加之本身正气不足，脾胃运化能力不强，湿热之邪内扰，同气相求，内外之邪相引而终成湿热之疾。湿热邪气内蕴，脾胃失于健运，湿阻气机导致气机不畅，胸中气机不畅则见胸闷不饥。治疗本证宜清热利湿，宣通气机。吕晓东教授以三仁汤为底方，方中滑石甘淡而寒，既可清热又可利湿，故为君药。杏仁宣上，诚如吴鞠通《温病条辨》中所言"盖肺主一身之气，气化则湿亦化"，白蔻仁畅中，薏苡仁渗下，"三仁"宣畅上中下三焦之气机，用为臣药，竹叶助滑石利湿清热，半夏、厚朴一散一降，辛开苦降，开破中焦之气机，用为佐药。阴虚生内热，故患者口干口苦，五心烦热，故吕晓东教授以女贞子、墨旱莲合为二至丸更加桑椹、鳖甲、麦冬、石斛共补肝肾之阴与肺胃之阴奏"壮水之主，以制阳光"之功。久病入络，久病成瘀，患者舌两边有瘀斑提示瘀血存在，故用桃仁、丹参兼顾之；患者胃偶有胀满，提示脾胃功能不足，用鸡矢藤、莱菔子以健胃除胀。诸药相合，使湿热上下分消，气行湿化热清，阴虚瘀血之证消，则溃疡可除。

外用药以儿茶、冰片、硼砂共为散，方中冰片性偏寒凉，外用以清热泻火，消肿止痛，生肌敛疮，故为君药，硼砂清热解毒去腐生肌，以加强冰片清热解毒、防腐生肌之功，为臣药，儿茶苦燥性凉，能解毒收湿，敛疮生肌，外用可治疗口疮，诸药合用，共奏清热解毒、消肿止痛之功。

二诊时症状有所缓解，但阴虚之证仍存，故上方加用黄精、乌梅以滋阴生津。三诊时溃疡症状明显好转，效不更方，但舌红少津提示舌体津液不足，故上方加用玉竹清热生津。四诊时口腔溃疡已痊愈，湿热瘀血已无征象，但唯阴虚津少，故去上方三仁汤加酸枣仁、芍药、瓜蒌滋阴生津。

（二）体悟

本案患者既有湿热又有阴虚、血瘀、虚热，病情错综复杂，在各大医院诊治但未曾治愈，足以见其证之怪、难，但中医治病有时候就需要在纷繁复杂的症状之中找寻到最为核心的一些病机和思路，本证患者，虽然有局部的湿热瘀，但全身湿热之证并不明显，需要长期的钻研才能不被繁杂的症状左右，形成自己的辨证思路，口糜中医多认为有湿热瘀互结，故以三仁汤清热利湿，桃仁、丹参活血化瘀，再根据患者体质为阴虚之人，以鳖甲、桑椹滋阴生津，遣方用药足以见吾师治病求本之思想，二诊症状缓解，三诊明显好转，四诊陈年之疾已基本痊愈，唯有体质可调，足见方药之功。吾师尊崇经典，选方用药喜经经联合，再根据患者症状加减配伍，辨证论治，每有良效。

（三）思维导图

详见图7-3-4。

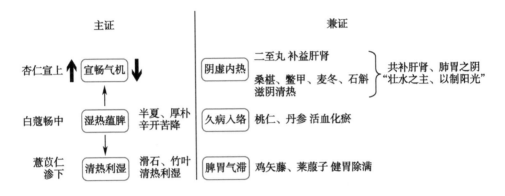

图7-3-4

（四）学术思想小记

口糜病因病机杂，湿热虚瘀辨证难，三仁汤方畅三焦，配伍精当沉疴痊。

第四节 湿 疮

一、中西医临床概述

湿疮是一种由多种内外因素引起的皮肤表现为红斑、丘疱疹、瘙痒、糜烂等具有渗出倾向的变态反应性皮肤病。病程常倾向慢性，反复发作，迁延难愈。皮损特征常表现为对称分布，形态各异，伴有剧烈瘙痒感，有渗出倾向。中医历代古籍对湿疮命名种类繁多，根据其皮损特征、皮损部位命名为"浸淫疮""四淫""绣球风""奶癣""香瓣疮""火革疮"等数十种。本病可发于任何年龄，但以先天禀赋不足、素质不强者为多，四季均可发病，但冬季容易复发。中医认为湿疮多由先天禀赋不耐，外感风、湿、热邪，或七情内伤而诱发，其发病主要脏腑在肺，病位在皮肤。目前湿疮的中医疗法分为中药内服与药物外用，内服以清热化湿止痒为基本治疗原则，急性者以清热化湿为主，慢性者以养血润肤为主。药物外治以清热解毒、燥湿收敛为目的，软膏涂抹法、中药熏洗法及中药外洗法为常用外治方法。无论内治或是外治，总遵治病求本，调整阴阳气血之基本原则。

慢性湿疮易反复发作，缠绵难愈，隋代巢元方《诸病源候论·疮病诸候》"湿疮候"中有"腠理虚，风湿搏于血气，生病疮"之论述，指出湿疮发生与素体正气虚弱密切相关，正如《黄帝内经》所云"邪之所凑，其气必虚"。肺在体合皮，皮毛为一身之表，一者通过宣散肺气调节呼吸，二者皮毛受邪，也可内舍于肺。故可从肺论治皮肤病变，治疗中若通过调节肺脏宣降功能，使卫气固护皮肤，起到正常抵御外界风湿热等邪气侵入的防线作用，或补益肺气排泄腠理处的邪气，均可促进皮肤病变之恢复。

湿疮的病因目前尚未完全阐明，现代医学认为本病发病机制可能与各种外因（环境或食品中过敏原、刺激原、微生物、环境温度或湿度、日晒等）与内因（免疫失衡、免疫缺陷、内分泌疾病、营养障碍、慢性感染、肿瘤等）相互作用有关。目前西医主要采用糖皮质激素、抗组胺剂、免疫调节剂、抗菌药等综合对症治疗方案，内服西药通过调整患者机体平衡来实现对疾病的有效治疗，选用药物常有氯雷他定、马来酸氯苯那敏、西替利嗪等。外用西药常选用糖皮质激素软膏、钙调磷酸酶抑制剂及维生素 D_3 衍生物等。内服与外用联合用药常可发挥协同配合的作用，提高治疗效果，以达到抗炎止痒的治疗目的。

二、从"肺主皮毛"论治慢性湿疮验案一则

患者周某，女，52 岁，2021 年 4 月 6 日初诊。
主诉：湿疮反复发作 1 年余。
现病史：湿疮多发且反复发作，病变部位以颈部、双肘及腘部为主，自发病以来未系统治疗，现可见后颈部片状丘疹水疱（图 7-4-1），皮肤潮红，时有瘙痒，面有痤疮，平素乏力，口干不苦，全身怕热，小便尚可，大便正常，夜寐欠安，夜间 2—3 时易醒，舌质略暗，苔白舌有点刺，脉沉弦（图 7-4-2）。
既往史：否认糖尿病、高血压、心脑血管疾病、癫痫、青光眼等病史。
过敏史：否认食物、药物过敏史。
【中医诊断】慢性湿疮。
【西医诊断】慢性湿疹。
【处方】银柴胡 10g、防风 10g、甘草 15g、乌梅 15g、白蔻仁 15g、薏苡仁 25g、

杏仁 10g、五味子 10g、滑石 15g、竹叶 15g、厚朴 25g、通草 15g、黄柏 10g、黄连 10g、法半夏 10g、麦冬 20g、石菖蒲 15g、远志 10g。7 剂水煎服，早中晚 3 次分服。

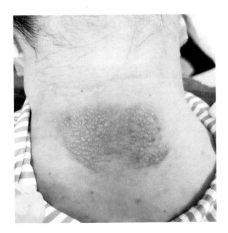

图 7-4-1

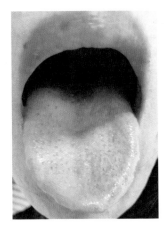

图 7-4-2

二诊（2021-04-14）：上述症状略有缓解（图 7-4-3），舌质略暗，苔白，点刺较前减少，脉沉弦（图 7-4-4）。

【处方】上方加僵蚕 10g、蝉蜕 15g。7 剂水煎服，早晚 2 次分服。

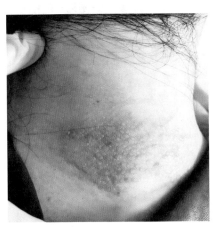

图 7-4-3

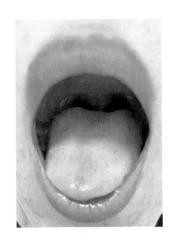

图 7-4-4

三诊（2021-05-25）：症状较前明显好转（图 7-4-5），此诊舌质红，苔薄白，脉沉（图 7-4-6）。

【处方】继续上述中医汤剂口服。10 剂水煎服，早晚 2 次分服。

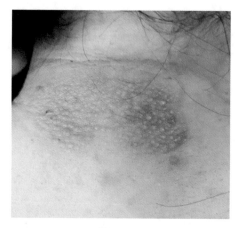

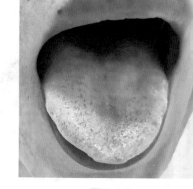

图 7-4-5

图 7-4-6

四诊（2021-06-16）： 湿疹部位时有瘙痒（图 7-4-7），舌质红，苔薄白，脉沉弦（图 7-4-8）。

【处方】 上方加羌活 5g、独活 5g。10 剂水煎服，早晚 2 次分服。

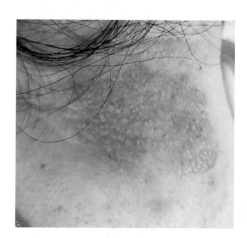

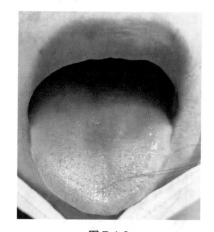

图 7-4-7

图 7-4-8

五诊（2021-06-30）： 湿疮明显好转（图 7-4-9），偶有盗汗，夜寐欠安，2 点醒后入睡困难，舌质淡红，苔薄白，脉沉弦（图 7-4-10）。

【处方】 银柴胡 10g、五味子 10g、防风 10g、乌梅 15g、山茱萸 10g、杏仁 10g、薏苡仁 25g、白蔻仁 15g、黄芩 15g、生龙骨 20g、生牡蛎 20g、酸枣仁 10g、石菖蒲 15g、远志 10g、当归 15g、黄芪 25g、黄连 10g、甘草 15g。15 剂水煎服，早晚 2 次分服。

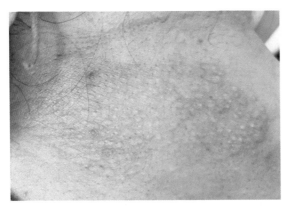
图 7-4-9

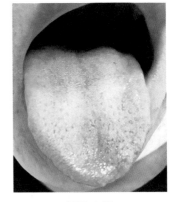
图 7-4-10

六诊（2021-07-28）：舌淡红，苔薄白，脉沉弦。

【处方】上方黄芪改为 35g，薏苡仁改为 40g，加灵芝 15g、蒲公英 15g、柏子仁 15g。15 剂水煎服，早晚 2 次分服。

（一）按语

结合患者临床症状、体质、发病季节、病程长短等因素，综合考虑此案辨证为以气阴两虚为主，兼有湿热蕴结皮肤之象。

患者以"湿疮反复发作 1 年余"为主诉就诊，刻下症见口干不苦，全身怕热，舌质略暗，苔有点刺，证属阴虚，病程日久、反复发作、乏力、苔白、脉沉，证属气虚，后颈部可见片状丘疹水疱，皮肤潮红，时有瘙痒，面有痤疮，根据湿疮形成原因、外在表象认为本患应兼有湿热蕴于皮肤之证，《医宗金鉴·血风疮》指出"此证由肝、脾二经湿热，外受风邪，袭于皮肤，郁于肺经……"由此可见湿疮可由内外两邪相搏，风湿热邪浸淫皮肤所致。

故底方应用过敏煎（银柴胡、防风、乌梅、五味子）和三仁汤，以达滋阴清热、散风祛湿、宣畅气机、清利湿热之功。患者面部有痤疮以及舌体前部有点刺，上焦有热、有湿，故加用黄连、黄柏以清上焦湿热。石菖蒲、远志为吕晓东教授常用醒神开窍、安神助眠的药对，二者合用，相济奏功，气自顺则壅自开，气血和畅痰浊不复上逆，神志自可清明。湿热胶结，如油入面，难解难分，日久耗伤阴血、阴津，导致口干、全身怕热症状的出现，故予以麦冬滋养阴液，生津润肺。

二诊时患者症状好转，根据中医"效不更方"之说，继续应用前方，此时加用僵蚕、蝉蜕两味中药，僵蚕、蝉蜕两药来自温病名方"升降散"，两者相伍，轻清化浊，功能祛风止痒疗皮肤之患，蚕在生长过程中"三眠三起"，蝉昼鸣夜伏，符合人的睡眠规律，故两者合用，取类比象可解失眠之难。三诊时舌有点刺转变为舌苔薄白，提示郁热逐渐解除，症状逐步好转，因此继续应用上方巩固治疗。四诊时诸症好转，剩余少许湿疮瘙痒之症，《外科大成》言："风胜则痒"，风客肌肤，营卫不和，气血失调则为痒。《本草求真》记载："羌之气清，行气而发散营卫之邪，独之气浊，行血而温养营卫之气"，故加用羌活与独活，既能上下通行，祛风除湿，又能调和营卫，理气和血。五诊时患者主要症状变成睡眠困难及盗汗，用当归六黄汤为底方化裁加减，同时辅以生龙骨、生牡蛎益阴敛阳、摄纳心神，酸枣仁敛汗生津，养心安神。甘草调和诸药，调和阴阳。六诊时患者症状基本向愈，湿疮明显好转，为一鼓作气祛邪外出，将黄芪剂量调整为35g，取其补气固表、托毒外出之效，为巩固与加强治疗效果，加重清热除湿之薏苡仁用量，加清热解毒散结之蒲公英、益气安神之灵芝、养心安神之柏子仁，以共奏全方益气养阴、清热除湿、养心安神之功。

（二）体悟

　　本病在临床症状上多呈现出阴虚之象，但在临床判读证候时更要追本溯源，寻根究底，用"一元论"来解释苔白、脉沉出现的原因，这时结合患者体质、患者时节、病程长短作为思考的角度，患者长期反复出现湿疮，《黄帝内经》曾言"邪之所凑，其气必虚"，加之患者有乏力症状，因此患者发为本病，病程的迁延加重气阴损伤，脉道中气血鼓动无力，因此会出现脉沉、苔白，有湿或有风，湿疮本质是由风、湿、热邪浸淫皮肤所致，正气本虚，无抗击邪气奋起之效，故此时尚未形成湿热充斥三焦之候，故苔白而非薄黄或黄腻。然为何用先用清利湿热之法而未与补益肺气之方，"湿胜则阳微"，湿热之邪困阻可损伤人体阳气，加重气虚之症，故导致病情缠绵，虽气阴两虚为发病之本，但若此时急于补气，恐留恋邪气，故在治疗之初选用清热利湿之主方，六诊时患者症状基本痊愈，重用黄芪补气，此即中医所谓"急则治其标，缓则之其本"。在清热利湿之时为何选用三仁汤，此时应审证求因，以湿疮病的病因病机为思考的出发点，湿疮之病，气阴两虚为发病之本，气虚而滞，津液输布障碍，从而导致水湿痰浊蓄积停滞，日久郁热化热形成湿热，湿热蕴结于皮肤则表现为红、肿、热，与本患者出现的皮肤潮红、丘疹、水疱正相契合，故此患者应属以气阴两虚为主兼湿热蕴结之证，"内不治喘，外不治癣"，说明呼吸系统疾病和皮肤系统疾病虽然算不上凶险，但是由于病情缠绵难愈，非常考验中医的治疗水平，吾师吕晓东教授以"肺主皮毛"为切入点，勤求古训，博采诸家，参以个人体会，在治疗皮肤病方面颇具独家特色，三仁汤出自吴瑭《温病条辨》，全方具有宣上、畅中、渗下之功。宣上正是取肺合皮毛，肺气不宣治从宣畅肺气之意，正如徐大椿曾言："治湿不用燥热之品,皆以芳香淡渗之药,疏肺气而和膀胱,此为良法。"故使用清利湿热的三仁汤为底方治疗此病。

　　吾师在用药上注重阴阳调和,升降相因。过敏煎为临床常用治疗荨麻疹、湿疮之方,方中防风、银柴胡、乌梅、五味子四味药有收有散,有补有泄,有升有降。在治疗夜寐不佳时吾师擅用安神定志的生龙骨、生牡蛎,此二药也为一阴一阳,相须为用,为阴阳并调之常用药对。在解皮肤之痒时应用羌活与独活配伍,上下通行,调气和血,祛风除湿。

（三）思维导图

　　详见图 7-4-11。

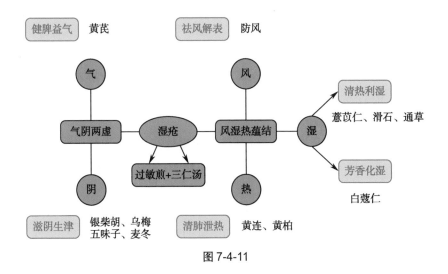

图 7-4-11

（四）学术思想小记

　　气阴两虚发病本,风湿热蕴湿疮现,益气养阴过敏煎,联用三仁湿热渗,肺主皮毛新论点,疏利肺气治病痉。

第五节　血　痹

一、中西医临床概述

　　血痹作为特殊痹中的一种,是指因气血不足,感受风寒湿邪,血行不畅,肌肤失养所引起的痹病,临床上多表现为肢体肌肤麻木不仁,甚则伴有轻度疼痛。

　　血痹一词首见于《灵枢·九针论》,曰:"邪入于阴,则为血痹。"张仲景列有专篇《金匮要略·血痹虚劳病脉证并治》阐述血痹之病因病机及脉证特点,提出治疗当用黄芪桂枝五物汤,至今仍受医家推崇。《中藏经·论痹》载有"风寒暑湿之邪……入于心则名血痹",从外邪侵袭心系与血相搏的角度论述血痹之成因。《诸病源候论·血痹候》简明扼要地指出血痹的病机,即"由体虚,邪入于阴经故也",强调了血痹以素体虚弱为本,邪入阴经阻滞血脉为要。周学海《读医随笔·血痹疟母合论》进一步解析《金匮要略》所述条文,认为尊荣肥盛之人肝气本虚,加之气伤津耗,故血行为之凝涩,瘀血阻于脉络之中,而血痹作矣,又指出血痹之病位"散在周身脉络之中"。唐容川《血证论·痹痛》曰"瘀血窜走四肢"所致疼痛与血痹类似,肯定了瘀血与血痹发病的相关性。

在治疗方面,《千金翼方·本草上》提及诸多药物有治疗血痹之功,如干地黄"逐血痹,填骨髓,长肌肉",芍药"主邪气腹痛,除血痹,破坚积"。《备急千金要方·诸风》载黄芪汤治疗阴阳俱微之血痹,《证治准绳·类方》以当归汤治疗血痹。此外,思虑过度、情志抑郁亦可诱发血痹。林佩琴《类证治裁·麻木论治》以逍遥散加香附、川芎,从疏肝解郁、理气活血角度治疗妇人因悒郁气结而发麻痹者,为血痹论治提供了新思路。

综上,血痹的病位在四肢血络,病性属本虚标实,本虚为气血阴阳亏虚,标实为风、寒、湿、热、痰、瘀之邪侵袭脉络耗血伤阴,治疗以养血补中、化瘀通络、调和营卫为主。

现代医学中的糖尿病周围神经病变、末梢神经炎、雷诺现象、多发性大动脉炎、肌肉劳损、骨关节病等以肌肤麻木为主症的疾病,均可参照血痹论治。

二、从"心主血脉"论治心悸合并血痹验案一则

患者刘某,女,52 岁。2021 年 5 月 5 日初诊。

主诉:心慌 1 年。

现病史:患者近 1 年来心慌反复发作,活动后明显加重,心率最高可达 150 次/min。曾于外院行心脏造影检查,示未见明显异常。颜面有斑,双手发黑,有瘀斑(图 7-5-1),遇凉水时刺痛明显。疲乏无力,全身怕热,偶有口干、口苦。二便正常,夜寐欠安。舌质略暗,两边有瘀斑,苔黄燥(图 7-5-1),脉沉细无力。

既往史:甲状腺功能减退。既往崩漏十余月,现已停经 2 年。

过敏史:否认药物、食物过敏史。

【中医诊断】心悸、血痹。

【西医诊断】心律失常。

【证型】阳虚血瘀,气阴两虚。

【治则】温阳活血，益气养阴。

【处方】丹参 15g、太子参 15g、麦冬 20g、五味子 8g、制附子 10g、肉桂 5g、桂枝 10g、木香 10g、郁金 15g、川芎 15g、黄芪 35g、山药 35g、陈皮 15g、鳖甲 15g、桑椹 25g、赤芍 15g、甘松 15g、乳香 10g、没药 10g、路路通 15g、炙甘草 15g、三七粉 2g（每日 1 次）。7 剂，水煎服，早中晚 3 次分服。

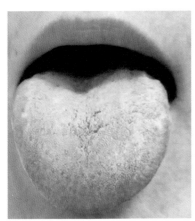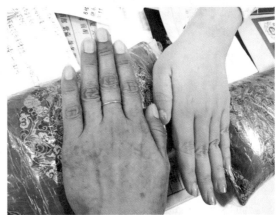

图 7-5-1

二诊（2021-05-12）：服药后无其他不适，心慌症状有所缓解。舌质有瘀斑（图 7-5-2），脉沉细无力。

【处方】上方路路通改为 20g，15 剂，水煎服，早晚 2 次分服。

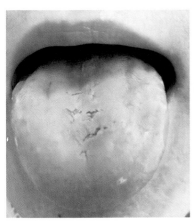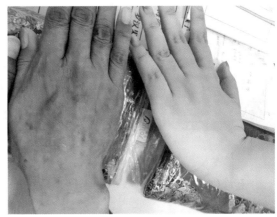

图 7-5-2

三诊（2021-06-09）：咽干不适，双手遇凉疼痛减轻，手部发黑见好（图7-5-3），二便尚可。舌质略暗，有瘀斑，略黄燥（图7-5-3），脉沉细无力。

【处方】上方肉桂改为10g，加吴茱萸5g，10剂，水煎服，早晚2次分服。

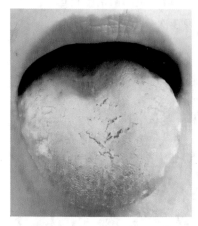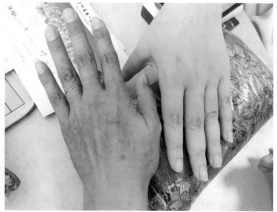

图7-5-3

四诊（2021-06-23）：诸症好转。舌质略暗，苔白（图7-5-4），脉沉。

【处方】上方三七粉改为每日3g，加红景天15g、益母草15g，10剂，水煎服，早晚2次分服。

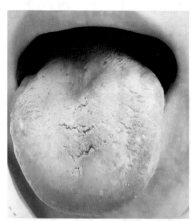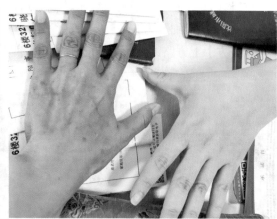

图7-5-4

五诊（2021-07-07）：双手发黑已明显好转（图7-5-5）。舌质略暗，苔白少津，脉沉。

【处方】上方三七粉改为2g（每日2次），10剂，水煎服，早晚2次分服。

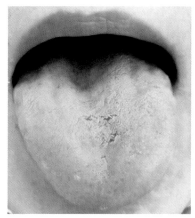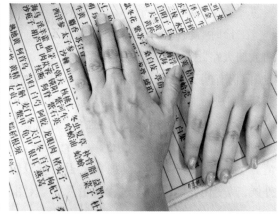

图 7-5-5

（一）按语

本案中患者辨证为阳虚血瘀兼见气阴两虚。初诊时，患者以"心慌1年"为主诉来诊，自述活动后心慌加重，全身怕热，苔黄燥，属气阴两虚，故以丹参生脉饮为底方，加黄芪、山药增强补气滋阴、养心安神之效。双手遇寒痛增，全身疲乏无力，脉沉细无力，且有亚临床甲状腺功能减退病史，考虑患者素体阳虚较重，故联合桂枝附子汤加减化裁，以补火助阳之附子、温通经脉之桂枝，再加引火归原、益火消阴之肉桂，以增温经复阳之力。鳖甲、桑椹为吕晓东教授滋阴常用对药，在滋阴的同时有"阴中求阳"之意。患者颜面及双手黧黑，暗沉有斑，舌质略暗兼有瘀斑，均属于血瘀的表现。加之手部遇凉水时刺痛明显，恰为中医所言之"血痹"。芍药与黄芪、桂枝相配，乃仲景治疗血痹阴阳俱微之妙方"黄芪桂枝五物汤"中关键药物。考虑患者热盛、瘀滞表现较明显，故选用赤芍以行清热凉血、活血散瘀之效。木香、郁金组成的颠倒木金散发挥行气活血止痛之功。《医宗金鉴·杂病心法要诀·胸胁总括》曰："属气郁痛者，以倍木香君之。属血郁痛者，以倍郁金君之。"本例中，因该患者血瘀更甚，血行不畅，故加大郁金用量。川芎活血生血，三七"止血不留瘀，化瘀不伤正"，为吕晓东教授治疗血瘀证常用药对。乳香、没药为行气化瘀要药，张锡纯《医学衷中参西录》言其可流通诸凡经络、脏腑中凝滞之气血。气为血之帅，化瘀的同时加入陈皮、甘松等理气药，气血同调，令二者偕行，气畅而血通而不涩，则心脉无所阻，心阳无所遏。瘀血阻滞在体表主要表现为肢体末梢痹痛、肤色晦暗，故予"其性大能通行十二经穴"之路路通，本案中取其疏肝理气、通经舒络之效，意在以路路通为使，引方中诸药直达病所。炙甘草性味甘平，通经脉而益血气，缓急养心又可调和诸药。

　　二诊时心慌有所缓解，服药后无不适，说明辨证无误，方药有效，在原方基础上加大路路通用量以增强引经通络之功。三诊时双手黧黑之色渐退，症状好转，但仍有咽干不适，故加大肉桂用量旨在引在上之虚火下行。肝藏血，血温则活，涩则成瘀。加用主入肝经之吴茱萸，以其辛温之性而奏开郁破凝之功，《神农本草经•中品》亦载其有"除血痹"之效。四诊症状好转，苔由略黄燥变为白腻，脉无力减轻，加大三七用量，以红景天、益母草增强益气活血之功。五诊病情显著缓解，效不更方，仅加大三七用量以固疗效。手部肤色作为体内瘀血之外候，其变化在随诊治疗过程中更为明显（图 7-5-6）。

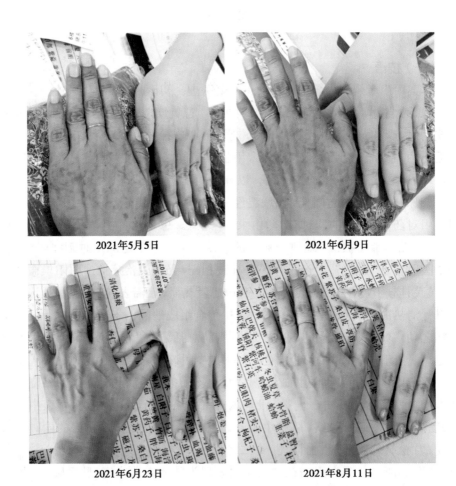

2021年5月5日	2021年6月9日
2021年6月23日	2021年8月11日

图 7-5-6

（二）体悟

门诊所见之患者病情复杂多变，往往不如教材中所言单纯统一，故辨证时当抓其主证。本案中，患者阴虚、阳虚症状均见，但据其有甲状腺功能减退病史多年，考虑以阳虚为主，日久阳损及阴，导致阴阳俱虚。患者以心慌就诊，望其双手，手部黧黑表现尤为明显，结合其遇凉水刺痛，诊为血痹。细看其面色，色如黄土，无泽而有斑，亦为病象。详询病史，患者自近一年心悸阵作，近月家中琐事不断，情绪抑郁低落而不自觉，经同事介绍遂来就诊。

心主血脉，若心动过快，则血液输布周身有碍，不能通达荣养四末，瘀血渐生。肝体阴而用阳，血脉瘀阻而新血不生，难以濡养肝脏，肝之疏泄失司，则气机郁滞不舒。心之华在面，其充在血脉。心失所养，心络瘀滞，在心可表现为搏动更甚、心悸难忍，在面可表现为肤色暗沉、色斑渐生，在体可表现为血脉痹阻、手部黧黑，遇凉则涩滞不通更甚，刺痛明显。心悸与血痹看似无关，但细究其理，实为心之气血阴阳不足、瘀血内生导致其在机体表现出的不同症状。患者形体偏瘦，素体虚弱，心络失荣，肝郁气滞，日久邪入血脉，壅滞难行，血行不畅，肌肤不仁，故有心悸合并血痹之疾，治当调其血脉，益气养阴，温阳活血，养心兼以疏肝健脾。

善诊者，察色按脉，先别阴阳。吾师吕晓东教授省病诊疾，至意深心，擅从一元论角度出发，于复杂而矛盾的病情间寻其内在联系。详察形候，纤毫勿失，据患者面部、手部颜色之外候以明其病证之根本。这提示我们临证时当四诊合参，见微知著，审证求因，莫要忽视望诊，从整体角度出发，辨证施治，方有桴鼓之效。吾师尊崇经典，用药喜经经联合，合方配伍，机症相应，有效组合，每获良益。

（三）思维导图

详见图7-5-7。

（四）学术思想小记

心悸黯然手色黑，气血阴阳皆有亏，养心疏肝健脾胃，经经联合奇效随。

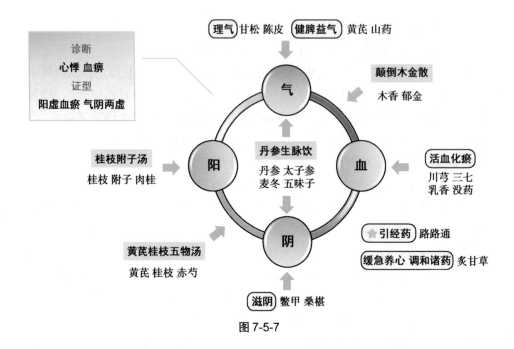

图 7-5-7

第二部分

经验用药心悟

第一章 奇效单药

第一节 上下肢痹痛

上下肢痹痛属于痹证一病。《素问·痹论》曰："所谓痹者，各以其时，重感于风寒湿气也。"痹证是由于正气不足、卫外不固，又感受风寒湿热等外邪，所致闭阻经络、气血不畅，致使上下肢出现肢体关节及肌肉酸痛肿胀、麻木重浊、屈伸不利等现象。《素问·痹论》亦曰："痹在于骨则重，在于脉则血凝而不流，在于筋则屈不伸，在于肉则不仁，在于皮则寒。"这是将痹证按感邪部位分成五体痹。现因其病理因素可分为以风邪偏盛为主的行痹，寒邪偏盛为主的痛痹，湿邪偏盛为主的着痹，热邪偏盛为主的热痹，痹证日久可演变为瘀血痰浊阻滞经络，久病耗伤气血阴阳津液，病由经络而内舍脏腑。现代医学认为类风湿关节炎、骨关节炎、颈椎病、腰椎病等可伴有上下肢痹痛症状。吕晓东教授善用伸筋草治上肢痹痛，木瓜用于下肢痹痛，皆取其祛风寒湿热，又舒筋活络止痛之效。

一、上肢痹痛：伸筋草

早在唐《本草拾遗》就有关于伸筋草的介绍："生天台山石上，如松，高一、二尺也……主久患风痹。"伸筋草性温，味苦、微辛，入肝、脾肾经。入肝经尤善于通经络，《岭南采药录》中曾有记载"治风痹筋骨不舒，宽筋藤，每用三钱至一两，煎服"。伸筋草配伍桑枝、独活等可治疗风寒湿痹引起的关节酸痛、屈伸不利；配伍威灵仙、油松节等可治肢体软弱、肌肤麻木。因其辛能行散，与红花、土鳖虫等配伍可治跌打损伤，伸筋草汤（《临床中药辞典》）由伸筋草伍入老鹳草、牛膝、五加皮、防己、威灵仙、桑枝组成，以治疗关节酸痛、手足麻木、风湿性关节炎等症。有医家用伸筋草汤治疗210例神经根型颈椎病，并做临床观察，证实了伸筋草汤治疗神经根型颈椎病效果优于布洛芬，又有医家用以伸筋草为主药的复方伸筋草酊治疗急慢性软组织扭挫伤等疾病，临床效果显著。从现代药理学分析，伸筋草有抗炎、镇痛、抑菌作用，伸筋草生物碱显著抑制 CFA（完全弗氏佐剂）诱导的关节炎大鼠关节肿胀。吕晓东教授的临床应用中曾有这样的案例：付某，时后背疼痛，手抓背时关节疼痛，在基础方中加入伸筋草 15g、杜仲 15g、牛膝 15g。高某复诊突发身体窜痛，痹证，属肝郁津亏证，予疏肝补津的同时加一味伸筋草 15g。罗某三诊时有颈椎不适症状，患者以郁证为主，为肝气郁结之证，易疏肝解郁、清肝泻火，在原方的基础上加磁石 15g、夜交藤 15g、葛根 15g、伸筋草 15g 以缓解颈部不适。

二、下肢痹痛：木瓜

木瓜性温、味酸，入肝脾经。其酸性可循肝经，用以舒筋活络、祛湿除痹，为湿痹筋脉拘挛之要药，也是治疗腰膝关节酸重疼痛要药。常与乳香、没药、生地黄同用，治筋急项强，即《御药院方》中记载的木瓜煎丸。又与羌活、独活、附子等同用治疗脚膝疼痛不能久立者，又可配伍紫苏等治疗脚气浮肿，如《朱氏集验方》中的鸡鸣散。因温香入脾又可和胃化湿，味酸入肝可舒筋活络，可用治湿阻中焦腹痛吐泻转筋。从现代药理学分析，木瓜也有抗炎、镇痛、抑菌作用。吕晓东教授在临床曾这样巧用木瓜：李某三诊下肢发胀发软，以痹证为主，为热痹肝郁证，予清热解郁疏肝之法，在原方加木瓜 15g，芍药 20g，生龙牡、伸筋草、石膏各 15g；田某三诊左腿抽搐，为痹证且为气虚筋痹证，予原方中加黄芪 20g、木瓜 15g、伸筋草 15g。

伸筋草更善于祛风行气，木瓜更善于除湿活络，由于"上肢多风下肢多湿"，则可以解释吕晓东教授多用伸筋草于上，木瓜于下。《当代名医临证精华·痹证专辑》中记载到下肢关节酸痛，加怀牛膝、木瓜。且《日用本草》中提及木瓜可治"脚气上攻，腿膝疼痛"，木瓜常用于治疗腰膝关节酸重疼痛，也是吕晓东教授将其用于下肢痹证之由。

综上所述便可知伸筋草和木瓜在治疗上下肢痹痛之奇效。

第二节 湿邪致病

湿，中医病因学概念，又称湿邪。湿邪为阴邪，有内外之分。外湿本为六气之一，是自然界中一种正常的气候状态，但如果湿气太盛或患者素体虚弱，"湿"便会侵犯人体致病，此时"湿"变属六淫之一，可称之为湿邪。内湿的产生多因患者素体肥胖或恣食生冷、肥甘厚味，致使脾的功能失常，水液不化，停聚生湿。外湿与内湿虽成因不同，但都有伤人阳气、阻遏气机的特点，且脾喜燥恶湿，得阳始运，湿邪胜亦会困脾，脾弱亦生湿。脾为后天之本，脾气受困，不能正常运化水谷，脏腑肌肉不得濡养，也易招致湿邪侵袭，发为悬饮、支饮、溢饮等。

一、泻肌肉水湿：白术

脾主运化，脾气不足，不能运化水津，往往水湿内生。《素问·痿论》云："脾主身之肌肉。"脾为太阴湿土，得阳始运，今为阴阻，不能正常运化水谷精微来营养四肢肌肉。《素问·太阴阳明论》"脾病……筋骨肌肉皆无气以生"，即脾气健运，四肢肌肉丰盈而有活力，如若脾脏受病，肌肉不得濡养多易萎缩不用。

白术，为菊科植物白术的根茎。味甘苦，性温，归脾、胃经，主要用于健脾燥湿，古代医家称其为"补气健脾第一要药"。可燥湿利尿，健脾益气，安胎止汗，常用于治疗脾气虚证、脾虚胎动不安等病症。

白术既可补气以复脾之健运，又能燥湿、止汗、利尿。《本经》中介绍白术："主风寒湿痹、死肌、痉、疸，止汗，除热消食。"脾运则肌肉得养，加之其本身燥湿之效，水湿得除，肌肉始安，痛、痉自解。《兰室秘藏》所载白术除湿汤中与生地黄、泽泻等药同用，具有健脾清热之功效，对于患者午后发热，四肢沉重疼痛，小便不利、色黄等症状治疗效果显著，又可用于治疗汗后发热。

二、泻胸胁水湿：茯苓

胸胁水湿即水饮停于胸胁，以胸胁部胀闷疼痛，咳时痛甚，气短息促，甚则呼吸或身体转侧时胸胁牵引作痛，表现为四饮之一悬饮的证候。虽然核心病机是水停胸胁，但饮邪善流注，影响甚广，无处不到，饮停的部位也不仅局限于胸胁，既可上逆趋下，亦可流于全身各处。如饮停于肺可见胸闷咳痰；水饮凌心可见心悸短气；饮流于胃可见脘痞腹胀、不思饮食。

茯苓为多孔菌科真菌茯苓的干燥菌核，味甘、淡，性平，归心、肺、脾、肾经。可利水渗湿，健脾宁心，古代医家称其为"四时神药"，认为久服可以安魂养神。可用于治疗水肿尿少、心神不安、脾虚便溏等病症。

仲景善用茯苓，创苓桂术甘汤方，温阳化饮，用于治疗胸胁胀满、心悸眩晕等症，对于中阳不足，水饮内停引发的耳聋、目眩、肌肉萎缩等症同样适用。方中重用茯苓为君，以渗湿利水，配伍桂枝温阳化饮，白术健脾燥湿，甘草益气和中、调和诸药。诸药合用温而不燥，既可温阳健脾治标，又可燥湿利水治本，为治疗中阳不足、饮停胸胁之和剂。

第三节　咽喉相关疾病：桔梗

喉疾病是指包括喉部的感染、异物、外伤、肿瘤等。喉部的解剖学定位为呼吸道的上端，与外界环境相通，因受外界环境因素的直接影响，可能会患有多种疾病。中医可将其分为喉痹、乳蛾、梅核气、白喉、喉痈、咽喉肿疡等。疾病类型涉及较广，所以病因病机种类繁多，各不相同，但吕晓东教授常在此类疾病中加以一味桔梗，作为治喉相关疾病的特效单味药。

桔梗性平，味苦、辛，归肺经，属化痰止咳平喘药，具有宣肺祛痰，利咽排脓之功。喉在咽之下，咽喉为肺之门路，因桔梗味辛能宣发，苦能宣泄，可以宣肺泄邪以治疗咽喉疼痛，声音嘶哑，常与甘草同用，如桔梗汤（《金匮要略》），吕晓东教授常将其应用于与喉相关的疾病。另外桔梗为舟楫之药，可载药上行至喉，所以在组方配伍中常加一味桔梗治疗喉疾。咳嗽在喉以上为邪气在表，在喉部为半表半里，在喉以下为邪气入里，《本经》言桔梗"主胸胁痛如刀刺"，可认为其主治半表半里之证，冯世纶教授认为：以证测药，咽痛、咽干、肺痈等可归为半表半里阳证，故桔梗所主治的病症为半表半里阳证之咽痛等，从而桔梗可归类为少阳药之属，现代医家将喉之定位与桔梗之半表半里特性相对应，为喉疾用桔梗的原因之一。桔梗还可用于治疗咳嗽痰多，胸闷不畅，为肺经气分病之要药，对于咳痰，无论寒热皆可使用，《温病条辨》中记载到属风寒者，常配伍紫苏叶等，如杏苏散，属风热者配伍桑叶、菊花等，如桑菊饮。《金匮要略·肺痿肺痈咳嗽上气病脉证治》曾记载用性散上行的桔梗汤配伍甘草治疗肺痈咳痰腥臭。现代医学证实了桔梗所含的皂苷能增强呼吸道黏蛋白释放从而有较强祛痰作用，且其煎剂和水提物均有止咳、抗炎、抗菌等作用。总结医案发现，吕晓东教授在诊治喉鸣或喉中痰多的患者，其方中大多有桔梗10g或15g，且治疗效果显著，复诊时喉中哮鸣音次数明显减少，痰量减少。

第四节　邪有出路：大黄

邪气，泛指各种能使机体患病的因素。《素问·调经论》曰："其生于阳者，得之风雨寒暑；其生于阴者，得之饮食居处。"根据病邪来源不同，用阳邪与阴邪区分外感和内伤两类病邪。邪气入里，需引邪外出，此时应用大黄可使邪有处可出。

大黄是来自掌叶大黄、药用大黄、唐古特大黄的干燥根茎。大黄性味苦、寒，归脾、胃、大肠经。其内含有蒽醌衍生物、鞣质类物质、有机酸和雌激素样物质等成分，具有泻下攻积、泻火解毒、清热凉血、逐瘀通经、利湿退黄的功能。

大黄泻下功能强劲，能荡涤肠胃，推陈致新，为治疗积滞便秘之要药。又因其苦寒沉降，故多用于治疗实热便秘。《伤寒论》中大黄配伍芒硝、厚朴、枳实，以增强泻下攻积之力，名曰大承气汤，用来治疗痞、满、燥、实四证俱见之阳明腑实证；如若肠道津液枯竭，大便干结不下，名脾约证。此时大黄用量宜轻，配伍火麻仁、杏仁、枳实、厚朴等药同用，泻下力缓和，名麻子仁丸。若患者里实热结而正气虚衰，当攻补兼施，配伍补虚药，如人参、当归、甘草等，方如黄龙汤；如热结阴亏、燥屎不行，配麦冬、生地黄、玄参（增液汤）等，滋阴泻热，增水行舟，方如增液承气汤；若脾阳亏虚，腹中虚冷，冷积便秘，配伍附子、干姜等温阳之品，如温脾汤。

大黄又可"破痰实"，清脏腑，除湿浊。老痰壅塞，顽固不去，喘逆上气甚则不得平卧，兼见大便秘结者可适量配伍，如《温热经纬》中所载大黄礞石滚痰丸。《医宗金鉴·伤寒心法要诀》云："若喘而唾痰稠黏，喉间漉漉有声，此为痰喘，重者宜瓜蒂散、礞石滚痰丸，轻者二陈加苦葶苈子、苏子之类也。"

吕晓东教授尤善用大黄治疗呼吸系统疾病，对于大黄的应用并不局限于患者出现实热便秘的症状。肺与大肠相表里，肺布散津液，润滑肠道，有助于大便正常排出，肺的肃降功能也能促进大肠的传导，大肠传导正常也有助于肺气肃降。肺气受损，宣肃失调，如出现咽痛、痰黄黏稠、喘促、舌红苔黄等症时，往往需参用下法。使用的关键在于辨清患者是"寒"或是"热"，大黄为峻烈攻下之品，易伤正气，使用时要注意患者正气是否充足，并需严格控制药量，随证增减。

第五节　治疗结节用药

结节是一个形象的名称，指皮下或者脏器中圆形或类圆形的肿物，一般直径比较小的称为结节，如常由炎症浸润、代谢产物积聚或组织增生引起皮下结节，常见于乳腺增生、乳腺肿瘤性疾病的乳腺结节，甲状腺内出现一个或多个组织结构异常的团块甲状腺结节，以及病因不明可累及多系统多器官的肺结节等。上述疾病虽病因不同，但中医学认为其病机大体可总结为"气虚气滞、痰瘀内聚、邪毒留滞"。吕晓东教授在治疗此类疾病时善用王不留行、白英、白芥子、三棱、莪术再加麻黄附子细辛汤或柴胡龙骨牡蛎汤，根据疾病的病因病机将这些单味奇药巧妙地用于临床治疗中。

王不留行具有活血通经、下乳消肿、利尿通淋的作用，是一味活血化瘀药，在《本草纲目》中记载到"此物性走而不住,虽有王命不能留其行,故名"。由于其善于行血、通经络可用于治疗结节病中经络闭阻、血瘀阻络之证。另外吕晓东教授还善用三棱、莪术两味破气行血之药,其特点在于两者配伍可气血双施,行气止痛,活血化瘀,化积消滞,气滞郁阻、气血凝滞者常加此药对。

白英具有解毒消肿、清热利湿的作用,是临床抗癌常用药,主要用于治疗肺癌、胃癌、肝癌、宫颈癌等癌症,其可以诱导癌细胞凋亡,抑制肿瘤的增生。吕晓东教授在治疗结节时加白英一味,旨在抑制腺体的增生。如乳腺增生引起的乳腺结节,常在方中加入白英20g治疗。

白芥子具有温肺祛痰、散结止痛的功效,尤其擅长祛皮里膜外之痰,还可用于治疗肺寒痰多咳喘及痰滞经络肩背痛等,《本草新编》中描述白芥子善化痰涎,尤其是皮里膜外之痰,效果优于性燥而伤阴之半夏与味重损胃之天南星,白芥子化痰不耗损肺、胃、肝、心之气。吕晓东教授在治疗以痰浊阻滞为主的结节时加白芥子10g用以化痰软坚散结。

麻黄附子细辛汤常用于治疗伤寒少阴证或素体阳虚而致的外感风寒,有温经解表、散寒而不伤阳之功。《伤寒论·辨少阴病脉证并治》中曾记载:"少阴病,始得之,反发热,脉沉者,麻黄附子细辛汤主之。"柴胡龙骨牡蛎汤原常用于治疗阳虚饮结,肝胆失调所致癫痫惊悸,有重镇安神潜阳、和解清热之效。吕晓东教授常将麻黄附子细辛汤与柴胡龙骨牡蛎汤合用以治疗阳虚并邪毒内聚之结节。素体阳虚,阳虚而阴盛,阳虚生寒。阴主静,阴性收敛,从而可以凝聚成形,阴邪内阻,即为有形之结节;寒主收引,气机凝滞,体内气血津液运行不畅,则痰瘀内聚。两方合用以温阳祛邪、散寒化瘀祛痰。

第六节　引经药

引经药是能使全方药力直达病所的使药,俗称药引。引经药对机体某些器官或部位具有特殊的选择作用,即对机体特定部位具有亲和力,可引导药力直达病所,因而对于特定部位的疾患,引经药必不可少。

一、肺结节引经药:花蕊石、仙鹤草

肺结节是指在放射影像中表现为类圆形,周围被含气肺组织包绕的高密度亚实性或实性的病变,可单发或多发,不伴肺不张、肺门肿大和胸腔积液,可由结核感染或慢性炎症等疾病引起。结合肺结节临床表现,中医将其归为"肺积""积聚""息贲""痰核"等范畴,治则上多主张补肺益气治其本,化痰、散结、

祛瘀、解毒治其标。临床上常将花蕊石、仙鹤草作为肺经引经药。

花蕊石为变质岩类岩石蛇纹大理岩的石块。性平，味酸、涩，归肝经，可化瘀止血。《本草纲目》对花蕊石的描述颇丰，言其功专于止血，其味酸，能使血化为水而收之。能下死胎，去恶血，不通则痛，恶血除则胎与胞无阻滞之患矣。

仙鹤草为蔷薇科植物龙牙草的全草。其性平，味苦、涩，可收敛止血，止痢，截疟，常用于治疗出血证、腹泻、痢疾、疟疾等病证。《现代实用中药》认为其止血力甚强，且兼有强心作用。在治疗肺病咯血、胃溃疡出血、子宫出血等症时常加以配伍。《本草纲目拾遗》中认为其可散中满、消宿食、下肺气，治疗各种出血类疾患。现代药理学研究发现仙鹤草具有抗凝血和抗血栓形成的作用。

二、乳腺结节引经药：路路通、蜂房

乳腺结节是一种非肿瘤性的乳腺囊性增生病，常见于育龄女性，绝经后自行缓解。临床主要以乳房周期性疼痛为特征，可有乳房肿块、乳头溢液等症状，中医将之归为"乳癖"。乳癖之名出自《中藏经》，多因肝郁痰凝或冲任失调所致，表现为乳房内有肿块伴疼痛，与月经周期关系密切，治疗应疏肝理气，调理冲任。

路路通为金缕梅科植物枫香树的干燥成熟果序。其味苦，性平。归肝、肾经。具有祛风活络、利水、通经的功效，常用于治疗风湿痹痛，中风，经行不畅，乳少，乳汁不通等病症。治疗乳腺结节，乳汁不通，乳少等证时常与穿山甲、青皮、王不留行等配伍。

蜂房为胡蜂科昆虫果马蜂、日本长脚胡蜂或异腹胡蜂的巢。其性平，味甘。归胃经。可攻毒杀虫，祛风止痛。主治疮疡肿毒、乳痈、瘰疬、顽癣瘙痒、牙痛、风疹瘙痒、阳痿等病症。《圣济总录》所载露蜂房熏方，以露蜂房五两，醋五升，共煎余三升，趁热熏乳上，以治疗乳房结节之证。

三、甲状腺结节引经药：夏枯草

甲状腺结节是指在甲状腺内的可随吞咽上下移动的肿块，好发于中年女性。临床上如单纯性甲状腺肿、甲状腺退行性病变、炎症等均可伴有甲状腺结节，结节可单发或多发，多发结节发病率略高，甲状腺结节有良恶之分，须仔细鉴别加以区分。早在公元前三世纪，中医便认识到此疾病，后《诸病源候论·瘿候》中将其命名为"瘿病"，认为其病因主要为情志内伤和饮食及水土失宜。

夏枯草为唇形科植物夏枯草的干燥果穗。其味辛、苦，性寒。归肝、胆经。具有散结消肿、清热泻火、明目的功效。常用于治疗目赤肿痛、头痛眩晕、瘰疬、瘿瘤、乳痈肿痛等病症。《医宗金鉴》所载夏枯草膏,将之与昆布、玄参等药相配伍,以软坚散结,化硬消瘿;配伍贝母、香附等药以解郁泻热,消瘿散结,如《外科正宗》所载夏枯草汤。

第二章 药 对

第一节 增强胃动力：莱菔子、鸡内金

莱菔子，味辛、甘、平，归肺、脾、胃经。《本草纲目》记载其具有下气定喘、治痰、消食、除胀等功效。现代药理学研究发现莱菔子中有效成分萝卜苷不仅易在肠道内吸收，同时能够使肠道蠕动增强。贺建祯等[1]实验发现灌服莱菔子煎剂能够提高小鼠小肠推进率，增强小鼠的小肠推进功能，且高剂量莱菔子煎剂组效果更佳。此外，有研究进一步证明莱菔子中脂肪油部分能够降低小鼠胃内残留率，提高小鼠小肠推进率，增强小鼠胃肠功能。

鸡内金，味甘、平，归脾、胃、小肠、膀胱经，具有健胃消食、涩精止遗、通淋化石之功效。沈明等研究发现鸡内金能够增强功能性消化不良大鼠模型胃排空和小肠推进率，改善大鼠模型的胃肠功能。同时有研究表明，复方鸡内金咀嚼片与多潘立酮联合使用相较于单独使用多潘立酮更能促进功能性消化不良患儿的胃排空作用，改善患儿腹胀、恶心呕吐等临床症状[2]。

胃动力障碍多表现在胃运动功能异常，临床主要表现为上腹胀满、餐后腹胀、嗳气、恶心等，与中医学中的痞证、呕吐、反胃等临床症状相似。脾胃为消化系统中的重要脏器，《素问•灵兰秘典论》记载"脾胃者，仓廪之官，五味出焉"，胃动力障碍病位主要在脾胃，多由于脾胃虚弱、升降失司所致。在长期的临床诊疗实践中，吕晓东教授依据莱菔子、鸡内金消食除胀的功效，将这一药对有效灵活地应用于胃胀的治疗中。莱菔子作为消食药，还兼有行气除胀的作用，在帮助饮食消化的同时，还能够行气，消除由于饮食积滞所导致的胃气胀满，二药配合，使得胃气顺和，胃胀自除。吕晓东教授在治疗胃胀的过程中，常使用鸡内

---

[1] 贺建祯，刘铁钢，马雪颜，等. 莱菔子对胃肠积热大鼠胃肠动力的影响 [J]. 中国中医急症，2020，29（5）：765-768.

[2] 程江. 小儿复方鸡内金咀嚼片联合多潘立酮对功能性消化不良患儿胃排空功能及胃肠激素水平的影响 [J]. 中国中西医结合消化杂志，2020，28（7）：523-526.

金 15g、莱菔子 10g，并随证加减，组方中同时重视调补脾胃之气，方中常配伍茯苓、白术等健脾药物，使全方攻补兼施，祛邪不伤正，在临床应用中取得了良好疗效。

第二节 升白细胞：巴戟天、石韦

巴戟天为茜草科植物巴戟天的干燥根，味甘、辛、性微温，归肾、肝经，具有补肾阳、强筋骨、祛风湿的功效。巴戟天主下焦，壮元阳，主要治疗肾阳不足之证。随着现代药理学研究不断深入，巴戟天主要药效成分及其作用机制研究越来越多，实验证明巴戟天具有改善骨质疏松、提高免疫力[1]等作用。有研究表明一定剂量的巴戟天醇提取物能够提高大鼠模型 T 淋巴细胞及 B 淋巴细胞转化指数，增强衰老大鼠模型的免疫功能。

石韦，味甘、苦，性寒，归肺、膀胱经。具有利尿通淋、清肺止咳、凉血止血的功效，《名医别录》称其"下气，补五劳，安五脏。"其主要含有里白烯、杠果苷、槲皮素等多种化学成分。有实验表明，石韦大枣合剂与环磷酰胺（CTX）联合使用相较于单独使用环磷酰胺组小鼠白细胞下降程度降低，进一步提示石韦大枣合剂能够明显对抗环磷酰胺（CTX）导致的外周血中白细胞下降。

中医将白细胞减少症归为"虚劳""气血虚"的范畴。脾为"后天之本"，气血生化之源，脾虚则气血生化乏源；肾为"先天之本"，主藏精生髓，精髓为化生血液之源，肾精亏虚日久则可导致血虚。吕晓东教授根据患者乏力、疲倦、头晕心悸等临床表现，巧妙利用巴戟天补肾壮阳及石韦"补五虚、安五脏"的功效，重视温补肾阳，将这一药对应用于白细胞减少患者的治疗中。

第三节 抗过敏：僵蚕、蝉蜕

僵蚕，味咸，辛，性平，归肝、肺、胃经，有息风止痉、祛风止痛、化痰散结的功效。IFN-γ 能够减少 IgE 分泌，阻断变态反应，缓解哮喘症状。有实验研究证明僵蚕能够提高哮喘豚鼠血清中 IFN-γ 的水平以增强 Th1 细胞活性，这可能是僵蚕有效控制哮喘发作的机制之一。

蝉蜕，又名蝉衣。味甘，咸，性凉，归肺、肝经，具有疏散风热、息风止痉等功效。《本草纲目》记载："蝉，主疗皆一切风热证，古人用身，后人用蜕，大抵治

[1] 刘琛，赫长胜. 巴戟天多糖对梗阻性黄疸大鼠 T 细胞免疫平衡影响研究 [J]. 细胞与分子免疫学杂志，2011，27（6）：678-679.

脏腑经络,当用蝉身;治皮肤疮疡风热,当用蝉蜕。"现代药理学研究发现蝉蜕对乙酰甲胆碱诱导的哮喘豚鼠模型有明显的平喘效果,其机制可能与抑制过敏介质的释放有关。

中医学认为肺、脾、肾三脏功能失调易造成过敏体质,肺在体合皮,其华在毛,肺气亏虚,卫表不固,风寒邪气侵袭,易使皮毛受损;脾主运化,脾胃亏虚,津液运化失常,水湿停聚,易引起食物过敏;肾主水,肾阳亏虚,水液蒸化失常,皮肤易干燥等。吕晓东教授在治疗常见过敏性疾病如皮肤瘙痒、各种诱因引起的咳嗽、流清涕过程中,充分利用了僵蚕与蝉蜕入皮肤经络、发散风热诸邪等功效[1]。同时僵蚕平息内风,蝉蜕疏散外风,二者结合,祛风止痒,可缓解由内风或外风引起的皮肤瘙痒。

第四节 治风三姐妹:荆芥、防风、柴胡

荆芥,味辛,性微温,归肺、肝经,有解表散风、透疹、消疮之功效。《本草纲目》记载其"散风热,清头目。作枕,祛头项风;同石膏末服,去风热头痛。"

防风,味辛、甘,性微温。归膀胱、脾、肝经。具有祛风解表、胜湿止痛、止痉之功效。《本草纲目》记载其"三十六般风,去上焦风邪,头目滞气,经络留湿,一身骨节痛。除风去湿仙药。"

柴胡,味辛、苦,性微寒,归肝、胆、肺经。具有和解表里、疏肝解郁、升阳举陷、退热截疟之功效。

荆芥质轻上浮,长于发表散风;防风被誉为"风药中之润剂",无论风寒、风热之证均可使用,二者常相须为用,既能发散风寒,又能取经络所中风邪。《素问·太阴阳明论》云:"伤于风者,上先受之。"头面作为人体之巅,易受到风邪侵袭。吕晓东教授根据荆芥与防风散风祛邪之功效,将这一药对应用于外感风邪所致头痛,感冒的治疗中,柴胡作为少阳经的经典引经药物,配伍荆芥、防风不仅能增强疏散风邪的作用,同时还能引药入少阳经,缓解头两侧或偏头痛。

第五节 肾阴亏虚选药

中医认为阴虚即精血津液亏虚,不能濡养脏腑组织、形体官窍的一类病症。《景岳全书·传忠录·命门余义》记载:"命门为元气之根,为水火之宅。五脏之阴

[1] 李舒,石鉴泉,石志超.石志超教授应用僵蚕蝉蜕经验选萃[J].光明中医,2021,36(19):3241-3243.

气,非此不能滋。"肾精不足肾阴虚,头晕耳鸣腰膝酸;齿脱发松及健忘,经少经闭共症全。肾虚小儿发育缓,囟门迟闭愚骨软;男子精少不育见,呆钝足痿五心烦。

一、滋阴:鳖甲、桑椹

鳖甲,味咸,性微寒,归肝、肾经,具有滋阴潜阳、软坚散结、退热除蒸的功效。本品为血肉有情之品,既善滋阴退热除蒸,又有滋阴潜阳息风之效,适用于肝肾阴虚所致的阴虚风动、阴虚阳亢诸证。治疗阴液亏虚,虚风内动,手足蠕动者,常配伍阿胶、生地黄、麦冬等药。治疗阴液亏虚,阴不敛阳,阳气亢逆而导致的头晕目眩,常与生地黄、牡蛎、菊花等药相须为用。《金匮要略•百合狐惑阴阳毒病脉证治》升麻鳖甲汤治疗阳毒证,方中取鳖甲滋阴之功。后世本草方书也有相关论述,如《本草述》:"鳖甲,类言其益阴,是矣。"《温病条辨》中记载,二甲复脉汤由加减复脉汤加生牡蛎、生鳖甲构成,因牡蛎、鳖甲性味寒凉且同归肾经,故本方具有清下焦热邪之用。

桑椹,味甘、酸,性寒。归心、肝、肾经,具有滋阴补血、生津润燥的作用。常用于治疗肝肾阴虚之腰膝酸软、心悸失眠、须发早白等症,本品作用平和,宜熬膏常服;或与熟地黄、何首乌等滋阴补血之品同用,如首乌延寿丹。治疗津伤口渴或消渴,常和麦冬、石斛配伍使用。在治疗消渴一病中,也可单用本品,《新修本草》桑根白皮项下记载:"桑椹,味甘,寒,无毒。单食,主消渴。"桑椹亦可固肾精以聪耳明目,益寿延年。《滇南本草》谓其:"益肾脏而固精,久服黑发明目。"

二、补肾精:黄精、鳖甲、桑椹

由于鳖甲、桑椹重于补阴,但补肾精的作用较弱。精属阴,精血同源,归精微物质是也。故在临床治疗肾精亏损时,常用鳖甲、桑椹、黄精三者配伍直达病所,黄精可健脾益肾精,脾为后天之本,气血生化之源,黄精健脾气以化血液,血液充足,精气充沛,益寿延年,临床中在滋阴药对鳖甲桑椹的基础上配合黄精治疗肾精亏虚证收到奇效。

黄精,味甘,性平,归肺、脾、肾经,具有补气养阴、健脾润肺益肾的功效。本品味甘,具有补益之功,且其归肾经,"肾主藏精"是肾的主要生理功能之一,故黄精可益精填髓。黄精为我国传统补肾益精血中药,属于药食同源,具有延年益寿,去面黑,好颜色,润泽,轻身,不老等功效,自古就被佛家、儒家、道家和养生学家作为修仙、养生食品。经常服用黄精可以强筋壮骨、延缓衰老、增强自身免疫力。《千金要方》记载，单用本品熬膏服，可缓解肾精亏虚的症状。钱红月等[1]研究发现，黄精地龙方（黄精、地龙）可增强小鼠的学习记忆能力，对阿尔茨海默病有一定的治疗作用。《本草纲目》中曾记载："黄精、苍术各四斤；枸杞根、柏叶各五斤；天门冬三斤。煮汁一石，同曲十斤，糯米一石，如常酿酒饮。"此方有"壮筋骨、益精髓"之效。因黄精可养阴，故在临床治疗脾胃阴虚，口干食少；肺之气阴两伤，劳嗽咯血；肾精血不足之内热消渴等一切阴虚证时可用其随证加减。

三、五心烦热：牡蛎、鳖甲、桑椹、黄精

鳖甲、桑椹、黄精配伍以滋阴补肾、益精填髓为主，若阴虚患者以五心烦热为主症时，常常在鳖甲、桑椹、黄精的基础上配伍牡蛎共同使用，牡蛎性寒凉入肾经清虚热，又具备滋阴的效果，在清热的同时无耗伤阴血之弊，故在临床中四药合用治疗五心烦热收到奇效。

五心烦热，指两手心、两足心发热，且自觉心胸烦热。中医认为"五心烦热"的病因多为阴虚火旺、心血亏虚、邪伏阴分和情志火郁等。其中以阴虚火旺和情志火郁两类病因为主，故治疗五心烦热多考虑滋补肝肾阴液以除热象。

牡蛎，味咸，性微寒，归肝、胆、肾经，具有潜阳补阴、软坚散结、收涩固精、重镇安神的功效。《海药本草》："牡蛎主男子遗精，虚劳乏损，补肾正气，止盗汗，去烦热，治伤热疾，能补养安神，治孩子惊痫。"牡蛎味咸入肾经，寒凉清热，临床常与清热药栀子相伍治疗肝郁化火之五心烦热。中医认为，牡蛎肉是食疗佳品，可滋阴补血，适用于阴血亏虚，阴不敛阳，阳气外越而致的五心烦热，因牡蛎入肾经，故其可清肾阴虚之手足心热。

---

[1] 钱红月，肖移生. 黄精防治神经系统类疾病的研究进展 [J]. 中药药理与临床，2021，37（6）：236-240.

第三章　经典名方应用

第一节　麻黄附子细辛汤

《伤寒论》第301条:"少阴病,始得之,反发热,脉沉者,麻黄细辛附子汤主之。"

组成:麻黄二两(去节)、细辛二两、附子一枚(炮,去皮,破八片)。

一、方解

麻黄为方中君药,用其辛温解表之性来驱散表邪。制附子为臣药,取其辛热之性来补气助阳。又因麻黄的发汗解表作用比较峻猛,阳虚患者用之易损耗阳气,不利于发挥其辛散解表的药性,和附子共同使用则不容易损伤阳气,起到互助作用。细辛归肺、肾二经,因其能够解表散寒、祛风止痛,既能帮助麻黄发汗解表,又能振奋体内阳气来协助附子温阳散寒。三药合用,不仅可以使外感风寒邪气在体表被驱逐,还能够振奋体内阳气。

二、现代药理研究

1. 抑制炎症　麻黄附子细辛汤具有一定的抗炎作用。韩隆胤等人在研究类风湿性关节炎时发现,本方可以通过槲皮素、山柰酚等来影响靶点 AKT1、MAPK1、JUN 等,并且可以调控 TNF、IL-1 等相关通路,减少产生炎性因子,防止出现血管过度增生、软骨被破坏等情况,可以延缓风湿性关节炎的发展[1]。对因周围组织炎性破坏而引起的 SAN 功能单位损伤具有一定的治疗作用。

2. 镇静镇痛作用　通过麻黄附子细辛汤制作的 50% 醇沉液和水煎液能够明显地将小鼠疼痛的阈值提高,能够减轻拮抗热或化学刺激引起的疼痛。朱芳[2]

[1] 韩隆胤,任晓杰,王强,等.麻黄细辛附子汤治疗类风湿关节炎作用机制的网络药理学分析[J].中药新药与临床药理,2020,31(10):1173-1181.

[2] 朱芳.麻黄附子细辛汤治疗肺癌疼痛临床观察[J].中国中医药现代远程教育,2021,19(3):101-103.

在用麻黄附子细辛汤来治疗由于肺癌引起疼痛的患者中发现，服用氨酚羟考酮的对照组常规症状、疼痛总改善率的评分要低于实验组的评分，说明麻黄附子细辛汤有一定的镇痛作用。

3. 调节脂质代谢 苏哲苓等[1]用此方来干预患有肾小球硬化症的模型大鼠，在进行周期性灌胃后，发现此方可以有效地减轻肾脏病变的程度，并且动脉硬化症患者在服用本方后，纤维蛋白原、血脂等指标出现了明显降低，这说明麻黄附子细辛汤具有调节脂代谢的作用。

三、临床医案

患者孙某，男，33 岁，2021 年 8 月 4 日首诊。

主诉：鼻流清涕反复发作三年，近期加重。

现病史：无明显诱因流清涕，经常发作，汗多，偶有头部盗汗，脱发，大便正常，夜寐欠安，浅睡眠，无口干口苦，手脚怕凉。舌体胖大，苔薄白，脉沉细。

【中医诊断】鼻鼽。

【西医诊断】鼻炎。

【证型】脾肾阳虚。

【治则】温补脾肾。

【处方】制附子 8g、蜜麻黄 8g、细辛 3g、石斛 25g、灵芝 25g、西洋参 8g、连翘 15g、蒲公英 15g、黄芪 35g、白术 15g、桂枝 10g、陈皮 15g、女贞子 15g、墨旱莲 15g、鳖甲 15g、桑椹 25g、石菖蒲 15g、远志 15g、甘草 15g。7 剂，水煎服，早中晚 3 次分服。

二诊（2021-08-11）及三诊（2021-09-15），均见明显好转。

按语：吕晓东教授常用麻黄附子细辛汤来治疗阳虚患者。该患者主诉流清涕三年，可诊断为鼻炎，现症见脱发、夜寐欠安、手脚怕凉、舌胖大、苔薄白、脉沉细可诊断为脾肾阳虚证，底方可用麻黄附子细辛汤来温补阳气。患者舌体胖大，说明体内有湿，可加白术、陈皮燥湿化痰；患者平素有手脚怕凉等虚寒症状，可加女贞子、墨旱莲补肾助阳；患者夜寐欠安，加鳖甲、桑椹、石菖蒲、远志等安神助眠。

---

[1] 苏哲苓，卢嫣，韩世盛等. 麻黄附子细辛汤对局灶性节段性肾小球硬化症模型大鼠血尿生化及肾脏病理的影响 [J]. 江苏中医药，2020，52（12）：81-84.

第二节 苓桂术甘汤

《金匮要略·痰饮咳嗽病脉证并治》:"心下有痰饮,胸胁支满,目眩,苓桂术甘汤主之。"

组成:茯苓四两、桂枝三两、白术三两、甘草(炙)二两。

一、方解

方中以茯苓为君药,达到利水渗湿以健脾的效果,既可以消除已有痰饮,又能够杜绝再次生痰。臣药为桂枝,起到温通经脉、温阳化饮之功效。苓、桂相伍,可以温阳行水,是治疗阳虚水停的常用配伍药对。配伍白术,以益气健脾、燥湿利水,茯苓和白术相须使用,以增强健脾祛湿之功效。配炙甘草,可以补中益气,炙甘草配白术,起到培土制水,益气健脾的作用;配桂枝,可以温补脾胃,辛甘化阳。四药配伍,津液得布,痰饮得化,中阳得健,诸症自愈。

二、现代药理研究

1. 心血管系统 苓桂术甘汤主要是通过对 NF-κB 的抑制作用来治疗慢性心衰,同时血流动力学功能得以改善,心脏结构的变化可以被有效地抑制,可以提高慢性心力衰竭患者的存活率,该方不仅可以将细胞内的氧自由基消除,还可以通过该功能来减少心肌细胞的死亡数目,因此可以保护心肌细胞因为氧化而出现应激性损伤[1]。

2. 神经系统 实验表明,在动物血脑屏障上面的特定转运蛋白 RAGE 可以由苓桂术甘汤激活,并且脑内沉积的 AB 淀粉样式蛋白的数目不断降低,皮质区和海马区部分的炎症因子 IL-6、TNF-α 的表达作用被控制,因此可以减轻脑内炎症反应[2]。

3. 调节代谢 实验表明苓桂术甘汤能够有效地增加血清甲状腺激素含量,对于长期高脂饮食造成的脂肪性肝病患者起到良好的治疗作用。Hedgehog 的信号通路和在过氧化物酶上的受体(PPAR)能够被苓桂术甘汤激活,并且 RASGEF1B、炎症因子 AHR 和 Irf2BP2 的表达作用不断降低,因此可以将抗氧化剂 Os1GN1 的

---

[1] 丁婉雪,葛瑞瑞,黄金玲,等. 苓桂术甘汤含药血清对过氧化氢诱导的乳鼠原代心肌细胞氧化应激损伤及细胞凋亡的影响 [J]. 安徽中医药大学学报,2019,38(2):61-66.

[2] 于蓓蓓. 基于苓桂术甘汤干预 Aβ 致炎症损伤研究探讨阿尔茨海默病与脾虚饮停关联 [D]. 南京:南京中医药大学,2015.

表达效果提高,以达到减少分泌胆固醇的效果。

4. 免疫调节 苓桂术甘汤可以将小鼠血清中的溶血素抗体不断提高,还能增加血液中淋巴细胞数量,以增强机体的免疫力。通过对环磷酰胺造成的免疫抑制模型小鼠的研究发现,苓桂术甘汤能明显提高体内的 T 细胞总数,说明其能够调节 T 细胞亚群的状态,TH 细胞的作用也可以被提高,进而可以不断增强机体的免疫力。

三、临床医案

患者陈某,男,59 岁。2020 年 10 月 14 日初诊。

主诉:痰多一年余。

现病史:饭后痰多,白色,清稀,时有黏稠,遇冷空气咳嗽、痰多。无怕冷怕热,二便正常,夜寐正常,口干口不苦,舌尖红,苔白,脉弦滑。

既往史:高血压,冠心病。

【中医诊断】痰饮。

【证型】脾阳虚证。

【治则】温阳健脾。

【处方】桂枝 10g、茯苓 15g、白术 15g、杏仁 10g、桔梗 15g、党参 25g、陈皮 15g、黄芪 20g、僵蚕 15g、蝉蜕 15g、柴胡 10g、芍药 15g、枳实 15g、芦根 15g、麦冬 10g、石斛 15g、黄芩 15g、蒲公英 15g、甘草 10g。7 剂,水煎服,早中晚 3 次分服。

二诊(2020-10-21):症状好转。

【处方】上方加法半夏 10g。

按语:吕晓东教授常用苓桂术甘汤来治疗痰饮病阳虚证患者。该患者主诉痰多一年余,可诊断为痰饮,现症见饭后痰多,色白、清稀,遇冷空气咳嗽,脉弦滑,可诊断为脾阳虚证,因此可用苓桂术甘汤为底方来温阳化饮、健脾除湿。方中加杏仁、桔梗止咳平喘;加党参、陈皮、黄芪以增加健脾除湿之功效;加僵蚕、蝉蜕祛风止咳;患者口干脉弦,可加柴胡、芍药、枳实疏肝理气,并加芦根、麦冬、石斛生津止渴;患者舌尖红,可加黄芩、蒲公英清上焦热。二诊时患者症状明显好转,继续沿用前方,并加法半夏以增强燥湿化痰之效。

第三节 二 陈 汤

《太平惠民和剂局方》:"二陈汤治痰饮为患,或呕吐恶心,或头眩心悸,或中脘不快,或发为寒热,或因食生冷,脾胃不和。"

组成：半夏五两（汤洗七次）、橘红五两、白茯苓三两、炙甘草一两半。

一、方解

方中半夏有燥湿化痰、散结消痞的功效，橘红有燥湿化痰的功效，茯苓可渗湿健脾，生姜有和中降逆之效，乌梅可收敛肺气，炙甘草调和诸药。茯苓与半夏配伍，既能燥湿又能渗湿。生姜和半夏配伍使用，有助半夏降逆和降低毒性的功效。乌梅与半夏配伍使用，能收能散，可以起到祛除痰邪并不伤正气的作用。本方药味虽少，但配伍严谨，药物功效相互配合，可起到燥湿化痰、理气和中的作用。方中橘红、半夏越陈久则越珍贵，故名二陈。

二、现代药理研究

有研究发现二陈汤有镇咳化痰、治疗脂肪肝等作用。梁中琴等[1] 研究发现二陈汤粉剂和提取物均有抑制氨的水溶液致咳的功效，并可以使小鼠呼吸道对酚红的排泌量增加，由此表明二陈汤具有镇咳祛痰作用。苏奎国[2] 等实验结果表明，桑苏二陈汤加味能使气道炎症得到有效控制，从而使气道重塑。另外，现代研究发现二陈汤可以抑制脂肪肝大鼠的肝脏炎症反应，并使肝细胞损伤减少，对脂肪肝大鼠具有明显疗效。

三、临床应用

二陈汤燥湿化痰，理气和中。在临床中常用于治疗慢性支气管炎、支气管哮喘、非酒精性脂肪肝等疾病。慢性支气管炎临床以咳嗽、咳痰为主要症状，中医辨证以痰证为主，治宜镇咳祛痰平喘，这也是二陈汤发挥优势的重要原因。支气管哮喘属于中医"哮证"范畴，病理因素以痰为主，可用二陈汤镇咳化痰。非酒精性脂肪肝发生的病理因素中尤以痰浊为关键。

四、临床医案

患者杨某，女，56岁。2021年4月21日初诊。

主诉：咳嗽3个月。

现病史：咳嗽，夜间尤甚，痰多，色黄、黏稠，气短活动后尤甚，肺CT：支气

[1] 梁中琴，陈星织，王晓霞等. 二陈汤粗粉与二陈汤提取物镇咳祛痰作用比较 [J]. 苏州医学院学报，2000（9）：802-803.
[2] 靳培培，张圆圆，申晓华等. 桑苏二陈汤加味联合乙酰半胱氨酸泡腾片对特发性肺间质纤维化肺功能的影响 [J]. 长春中医药大学学报，2021，37（6）：1309-1312.

管炎，肺结节多发。喘鸣音严重，经常心慌，心动过速，时有烘热汗少，失眠严重，无盗汗，大便不规则，时干时溏，小便尚可，口干口苦严重，怕冷，舌质红，苔薄黄，伴齿痕，脉沉无力。

既往史：否认既往有高血压、糖尿病、冠心病等疾病史。

过敏史：否认药物、食物过敏史。

【中医诊断】咳嗽。

【西医诊断】咳嗽。

【证型】痰热郁肺证。

【治则】清热燥湿，化痰止咳。

【处方】蜜麻黄 10g、石膏 20g、杏仁 10g、柴胡 15g、黄芩 15g、法半夏 10g、党参 25g、橘红 15g、射干 10g、乌梅 10g、仙鹤草 15g、五味子 10g、防风 10g、银柴胡 15g、甘草 15g、蒲公英 15g、连翘 15g、黄连 15g、玉竹 15g、竹叶 15g。7 剂，水煎服，早中晚 3 次分服。

二诊（2021-04-28）：症状明显好转。

按语：吕晓东教授经常使用二陈汤化裁治疗痰湿患者。该患者主诉为咳嗽，夜间尤甚，可诊断为咳嗽，现症见痰多、色黄、黏稠、苔薄黄，伴齿痕，可诊断为痰证，因此底方可用麻杏石甘汤清肺平喘，加法半夏、橘红燥湿化痰，加柴胡、防风祛风退热。仙鹤草为肺经引经药，并可收敛肺气。患者有口干的症状，加乌梅、五味子、党参、玉竹起到生津之效。痰黄、口苦、舌红苔黄说明体内有热，加黄芩、黄连清热燥湿，加射干、连翘、蒲公英清热解毒，加竹叶、银柴胡亦可清热。

第四节 参苓白术散

《太平惠民和剂局方》："参苓白术散治脾胃虚弱，饮食不进，多困少力，中满痞噎，心忪气喘，呕吐泄泻及伤寒咳噫，此药中和不热，久服养气育神，醒脾悦色，顺正辟邪。"

组成：人参二斤、白术二斤、茯苓二斤、山药二斤、莲子肉一斤（去皮）、薏苡仁一斤、砂仁一斤、桔梗一斤（炒令深黄色）、白扁豆一斤半（姜汁浸，去皮）、甘草二斤（炒）。

一、方解

人参大补脾胃之气，白术、茯苓健脾渗湿，山药有健脾之功效，莲子肉可补脾止泻，白扁豆具有健脾、和中化湿的功效，薏苡仁具有渗湿健脾止泻的作用，砂仁可行气和胃,桔梗可补益肺气,炒甘草健脾和中,具有调和诸药药性的作用。药物功效相互配合,起到益气健脾、渗湿止泻的功效。

二、现代药理研究

现代药理研究证实,参苓白术散中的主要药物具备促进组织修复、抗菌抗病毒、调节人体免疫功能等作用。如党参可以使机体的免疫反应能力增强;白术有促进小鼠消化能力和提高机体免疫力的功效;茯苓的主要化学成分具有抑制细菌、调节免疫、抑制炎症等作用;薏苡仁有抗炎、降低血糖和增强免疫能力等作用;白扁豆具有抗菌、抗病毒、增强人体免疫功能的作用;甘草有保护胃黏膜的作用。

三、临床应用

临床常用参苓白术散治疗腹泻、厌食等疾病。腹泻属于中医学中的"泄泻"范畴,其病机是脾胃虚弱。脾的运化功能失调,导致气的升降失去平衡,湿邪内生,浊气在中焦停滞,出现腹胀满闷的症状,而下焦有精气向下泄出,便出现便溏、泄泻等症状,可使用参苓白术散治疗以渗湿止泻、益气健脾。厌食病因虽多,但主要与脾、胃有关。脾胃虚弱则对水湿的运化功能减弱,水湿在体内停聚,使气机受到阻遏,则腹胀、食欲降低;或日常过量食用肥甘厚味,脾胃的运化功能失调,食物积滞在中焦而出现不欲进食的症状,治宜健脾益气,药用参苓白术散,还可配山楂、神曲、麦芽开胃消食。

四、临床医案

陈某,女,58岁。**2021年5月5日初诊**。

主诉:痰多3个月。

现病史:喝水后痰多,大便溏,烧心,入睡困难,舌质略暗,苔黄有裂纹,脉弦滑。

既往史:否认既往有高血压、糖尿病、冠心病等疾病史。

过敏史:否认药物、食物过敏史。

【中医诊断】痰证。

【证型】脾虚湿热证。

【治则】健脾益气,化湿清热。

【处方】党参15g、茯苓15g、白术15g、扁豆15g、山药35g、陈皮15g、莱菔子15g、白芍15g、杏仁15g、泽泻15g、薏苡仁25g、芡实15g、桂枝15g、远志15g、麦冬25g、鳖甲15g、桑椹25g、甘草15g。7剂,水煎服,早中晚3次分服。

按语： 该患者主诉痰量多，现症见痰多色白，大便溏，脉弦滑，可诊断为痰证，底方可用参苓白术散健脾渗湿，加莱菔子健胃消食，加桂枝、白芍温中，加远志安神，加泽泻、芡实渗湿止泻，加麦冬、鳖甲、桑椹滋阴清热。

第五节　柴胡龙骨牡蛎汤

《伤寒论》第 107 条："伤寒八九日，下之，胸满烦惊，小便不利，谵语，一身尽重，不可转侧者，柴胡加龙骨牡蛎汤主之。"

组成：柴胡四两、茯苓一两半、牡蛎一两半、黄芩一两半、龙骨一两半、桂枝一两半、人参一两半、半夏二合半、大黄二两、铅丹一两半、大枣六枚。

一、方解

方中柴胡可疏解气机；黄芩可清泻郁热；茯苓宁心安神；人参可益气安神；桂枝可温经通阳；半夏可降逆化痰；龙骨、牡蛎、铅丹可镇静安神；大黄可泻下攻积；大枣、生姜可健脾益气；其中柴胡与黄芩共用可解郁退热，使邪郁发散，气郁能达，火郁得清；桂枝与大黄合用可以祛瘀通脉。

二、现代药理研究

龙骨和牡蛎具有镇静安神功效可以抑制中枢兴奋，生姜可兴奋中枢，人参既可兴奋中枢又可抑制中枢兴奋具有双向性。全方可兴奋深度抑制的中枢，也可抑制过度的兴奋中枢。本方及其单味药对中枢兴奋性有双向调节作用，让其达到平衡，是调和安神的良方。柴胡龙骨牡蛎汤对抑郁、躁狂的治疗有很大作用。方中柴胡皂苷对心脏有抑制作用，柴胡的山柰黄酮类对心脏有兴奋作用，方中各药物合理配伍可调节心血管功能，改善循环。

三、临床医案

关某，女，57 岁 2020 年 8 月 12 日初诊。

主诉： 心烦、失眠一个月。

现病史： 一个多月前心烦，失眠，烘热汗出，怕热，口干，大便溏，小便尚可。善太息，乏力。舌质略暗，苔白，伴齿痕，脉沉细。

【中医诊断】 郁证。

【证型】 肝郁肾虚型。

【治则】 疏肝解郁，滋补肾阴。

【处方】柴胡 10g、鳖甲 20g、茯苓 15g、桂枝 10g、干姜 10g、党参 20g、山栀子 15g、夜交藤 15g、生龙骨 20g、桑椹 25g、石菖蒲 15g、淡豆豉 15g、柏子仁 15g、法半夏 15g、黄芪 20g、陈皮 15g、甘草 15g、黄芩 15g、远志 15g、牡蛎 20g。7 剂，水煎服，早中晚 3 次分服。

二诊（2020-09-02）：心烦，易怒，入睡困难，乏力，后背不适。舌质暗，有齿痕，脉沉。

【处方】上方加竹茹 15g、枳实 20g、酸枣仁 10g。7 剂水煎服，早中晚 3 次分服。

按语：患者主诉心烦、失眠一个月，可辨为郁证。吕晓东教授以柴胡龙骨牡蛎汤为主方加远志、柏子仁、石菖蒲、夜交藤来安神；山栀子、淡豆豉来除烦；党参、黄芪来补气；鳖甲来滋阴；甘草调和诸药。复诊时加竹茹、枳实、酸枣仁来安神缓解入睡困难。全方理气解郁，泻热除烦，镇静安神，效果明显。

第六节 乌梅丸

《伤寒论》第 338 条："蛔厥者，其人当吐蛔，今病者静，而复时烦者，此为脏寒，蛔虫上入其膈，故烦，须臾复止，得食而呕，又烦者，蛔闻食臭出，其人常自吐蛔，蛔厥者，乌梅丸主之，又主久利。"

组成：乌梅三百枚、桂枝六两、蜀椒四两、黄连十六两、人参六两、附子（炮）六两、干姜十两、细辛六两、黄柏六两、当归四两。

一、方解

乌梅丸为厥阴病的主方，主治蛔厥证。当病至厥阴时，阴阳互相进退，以寒热错杂为主要特点。乌梅味酸入肝，可以滋养肝阴，安蛔止痛；黄连、黄柏味苦可泄肝火，性寒可清厥阴郁火；炮附子、干姜和蜀椒可温里散寒；人参可补益中气，使脾运化功能得以改善；当归可补血养阴；其中桂枝与细辛合用可散寒通阳，交通上下；干姜与黄连合用可调和脾胃，辛开苦降。乌梅丸既可以滋阴泄热使相火不郁，肝寒消散，又可敛肝实脾，使脾肾阳气得助，脾胃运化升降得以改善。上下交通，寒热并除。

二、现代药理学研究

现代药理学研究表明乌梅丸对长期精神紧张，多愁善感，具有上热下寒表现的高血压、妇女更年期综合征、炎症修复和脾胃功能失调等有很好的疗效。方中乌梅、黄连、黄柏对幽门螺杆菌有较强的抑制作用；桂枝、附子、干姜、人参能够调节脾胃功能，增强人体免疫功能；姚茹冰[1]等人通过对溃疡性结肠炎大鼠结肠黏膜形态学的研究，发现乌梅丸对炎症吸收和溃疡修复具有显著的效果。

三、临床医案

常某，女，77 岁，2020 年 9 月 9 日初诊。
主诉：心悸半个月。
现病史：气短，欲哭，善叹息，凌晨 2—3 时咳嗽，晨起咳嗽，有痰，白色，黏稠，口干欲饮。二便正常。后背部时有疼痛。怕冷，双下肢略浮肿。舌红少津。脉沉。
既往史：8 年前心脏搭桥手术；胆囊切除；高血压病。
【中医诊断】心悸。
【证型】寒热错杂，气滞痰阻型。
【治则】清上温下，行气祛痰。
【处方】丹参 15g、麦冬 20g、太子参 15g、五味子 5g、制附子 5g、桂枝 10g、细辛 3g、黄连 10g、黄柏 10g、乌梅 10g、厚朴 20g、茯苓 15g、白术 15g、芍药 15g、干姜 5g、竹茹 15g、枳实 15g、百合 15g、生地黄 15g、杏仁 10g、川芎 15g、桔梗 15g、陈皮 15g、鳖甲 15g、桑椹 15g、甘草 15g。7 剂，水煎服，早中晚 3 次分服。

二诊（2020-09-30）：白痰，黏稠，咽痒，夜间喉鸣。脚凉，上身热，口干。舌质少津，以上半部为主。脉沉。
【处方】蜜麻黄 10g、黄连 10g、干姜 5g、制附子 8g、桂枝 10g、细辛 5g、射干 10g、黄柏 15g、川椒 8g、紫菀 15g、川楝子 8g、沙参 20g、乌梅 15g、款冬花 15g、葶苈子 15g、厚朴 20g、麦冬 20g、杏仁 10g、石膏 20g、桔梗 15g、甘草 25g、地龙 15g、丹参 20g。10 剂，水煎服，早晚 2 次分服。

按语：《诸病源候论》云："阴阳各趋其极，阳并于上则热，阴并于下则寒。"此寒热错杂也。吕晓东教授以乌梅丸为主方治疗，清泻相火内郁之热，温里散寒，又以陈皮配竹茹调畅气机，治寒热错杂；百合来润肺止咳，五味子益气生津止渴缓解气短；茯苓、白术利水渗湿缓解双下肢浮肿，使其症状得到有效的改善。二诊时紫菀配款冬花一宣一降调理肺气，化痰止咳；石膏清热泻火；地龙与杏仁、葶苈子配伍化痰止咳平喘。

---

[1] 姚茹冰，邱明义，蔡辉等. 乌梅丸对溃疡性结肠炎大鼠病变结肠黏膜局部 TNF-α、IL-8 及 IL-10 的影响 [C]// 中国中西医结合基础理论专业委员会. 全国中西医结合基础理论学术研讨会论文集. [出版者不详]，2004: 128-131.

第七节 桂枝茯苓丸

《金匮要略·妇人妊娠病脉证并治》:"妇人宿有癥病,经断未及三月,而得漏下不止,胎动在脐上者,为癥痼害……下血者,后断三月衃也。所以血不止者,其癥不去故也,当下其癥,桂枝茯苓丸主治之。"

组成:桂枝、茯苓、牡丹皮(去心)、桃仁(去皮、尖,熬)、赤芍(各等分)。

一、方解

本方组方严谨,配伍精巧,寓补于攻,攻之以缓,能够祛瘀通滞不伤阴,破结攻坚而不伤正。主要功效为活血化瘀消癥。其中以桃仁、丹皮活血化瘀;配伍等量的赤芍,柔肝理脾以调气血,使瘀血日久去,新血生;再加入桂枝温通经脉,以助桃仁化瘀解瘕块之力,同时配伍芍药以调气活血;以茯苓健脾利湿,有祛湿止血之用。综上,本方为活血化瘀、调气行血的重点方剂。

二、临床应用

随着临床经验的积累以及对桂枝茯苓丸的药理研究,吕晓东教授常将桂枝茯苓丸加减化裁。除了用于治疗癥瘕、妇人胎动不安、漏下不止等基本疾病外,还将本方应用于黄褐斑、痤疮、痛经等病。对于这些疾病的治疗,基于它们相同的病机,即"瘀血阻滞、气血不通",这也是中医学中"治病求本"的具体表现。

1. 痤疮 其病机特点可归纳为湿、瘀、热,痤疮日久,久病成瘀,易生肿块。根据桂枝茯苓丸加减化裁,起到祛湿、通瘀、清热的作用,临床治疗效果明显。

2. 黄褐斑 黄褐斑是一种损伤性皮肤病,呈对称分布,边界清楚,治疗困难,且发展缓慢,易复发。发病以中青年女性多见,影响面部形象,容易使患者产生焦虑,降低生活质量。根据"无瘀不成斑"的理论,以桂枝茯苓丸为底方加减化裁,临床上治疗黄褐斑取得了显著的成效。

3. 痛经 其病位在子宫、冲任,病性常分虚实,病理因素主要为"瘀"。痛经病机通常为"不通则痛",一般是由气血俱虚,同时兼感寒邪,血脉瘀阻而引起。桂枝茯苓丸在治疗痛经上可充分发挥活血化瘀、温通经脉、缓急止痛等功效,能够阴阳兼顾、气血并调,从而改善痛经的症状。

三、临床医案

患者宋某,女,32岁,2020年9月2日首诊。

主诉：气短一年多，活动后尤甚。

现病史：面部黄褐斑，生气时腹痛，乏力，全身怕冷，二便正常，夜寐正常。心烦易怒，善叹气，咽部不适，略有痰。舌质暗，有瘀斑，苔白，脉滑。

【中医诊断】气短。

【证型】肺失宣降，气滞血瘀。

【治则】宣降肺气，活血化瘀。

处方：桂枝 10g、茯苓 15g、桃仁 10g、牡丹皮 15g、赤芍 15g、丹参 15g、鸡内金 10g、莱菔子 10g、柴胡 10g、黄芩 15g、陈皮 15g、川楝子 10g、制附子 10g、小茴香 10g、吴茱萸 5g、细辛 3g、杏仁 15g、桔梗 15g、生龙骨 15g、牡蛎 15g、炙甘草 15g。7 剂，水煎服，早中晚 3 次分服。

二诊（2020-09-09）：患者黄褐斑好转，咳嗽减轻，咽中略有痰，心烦，月经有血块，酸痛，呃逆，多梦。

【处方】上方加川芎 15g，10 剂水煎服，早晚 2 次分服；三七粉 1.5g（单包，每日 1 次）。

按语：根据患者的临床表现以及舌诊、脉诊，此医案可辨证为以"瘀血阻滞"为主，兼有"阳虚、肝郁气滞"之象。考虑本案中患者的黄褐斑为气滞血瘀所引起的色斑，当行气活血，故吕晓东教授以"桂枝茯苓丸"为主方加丹参活血化瘀消斑，再加鸡内金、莱菔子理气消滞，柴胡配伍黄芩疏肝解郁，陈皮、川楝子调畅气机，兼治心烦易怒，善叹息，生气时腹痛；患者乏力、全身怕冷，说明阳气不足，予附子、吴茱萸、小茴香补火助阳，散寒止痛，同时结合患者咽部不适，略有痰加细辛以温肺化痰；气短予杏仁、桔梗开宣肺气、纳气平喘；最后以龙骨、牡蛎重镇安神，甘草调和诸药。全方气血兼顾，气滞、血瘀兼调，攻补兼施，共奏行气活血、化瘀消斑之效。

第八节　血府逐瘀汤

血府逐瘀汤出自清代医家王清任的著作《医林改错》。

组成：当归三钱、生地黄三钱、桃仁四钱、红花三钱、枳壳二钱、赤芍二钱、柴胡一钱、甘草二钱、桔梗一钱半、川芎一钱半、牛膝三钱。

一、方解

方中桃仁、红花可破血行滞、活血祛瘀，同为君药。赤芍、川芎、牛膝为臣药，活血通脉、化瘀止痛，其中牛膝兼可引血下行。当归、生地黄清热益阴，养血活血；枳壳降气消积，桔梗开宣肺气，引药上行，两者升降相因，行气宽胸；柴胡疏肝理气解郁，升达清阳，同枳壳、桔梗行气活血，以上俱为佐药，甘草调和诸药。综合全方，配伍巧妙，气血双调，祛瘀不伤正，活血而不伤阴，是"活血化瘀、行气止痛"的代表药方。

二、现代药理研究

现代医学研究证明血府逐瘀汤在心脏和血管的保护方面发挥了重要作用，可以抑制心肌重构、降低血压、保护血管平滑肌细胞等，在治疗身体的其他系统疾病方面也具有显著效果，例如前列腺炎，同时还可以提高机体免疫力，调节机体免疫应答功能。

三、临床应用

临床上，吕晓东教授常将血府逐瘀汤加减化裁，用于治疗因气滞血瘀所致的头痛、胸痛等基础疾病以及"灯笼病"等。"灯笼病"是中医学中的一个病名，属内伤发热中的血瘀发热，根据《医林改错》中记载："身外凉，心里热，故名灯笼病，内有瘀血。认为虚热，愈补愈瘀；认为实火，愈凉愈凝。"本病的主要临床表现为体表寒凉、心中烦热，病因多为情志不畅，损伤肝气，肝郁气滞，日久引起血瘀，瘀而化热，热扰神宁，导致心中烦躁不安。瘀血内生，津不上乘，引起口干而不欲饮、肌肤失养等表现，同时瘀血阻遏阳气，不达肌肤而引起体表寒凉。治宜行气活血、清热散瘀，用血府逐瘀汤。

四、临床医案

患者吴某，女，62 岁，2021 年 3 月 10 日首诊。

主诉：咳嗽伴胸闷气短一年。

现病史：反复咳嗽，胸闷，气短，乏力，胸胁胀满，心烦易怒，怕热，五心烦热，口干口渴，舌燥，脚凉，舌根发硬，夜寐一般，大便正常，夜尿多。舌质暗，苔黄厚，舌下脉络怒张，脉沉弦。

【中医诊断】咳嗽、胸闷。

【证型】肺失宣降，气滞血瘀，阴虚内热。

【治则】活血行气，清热散瘀。

【处方】柴胡 10g、法半夏 10g、黄芩 15g、党参 15g、当归 15g、生地黄 15g、赤芍 15g、红花 15g、桃仁 10g、枳壳 15g、川芎 15g、川楝子 10g、鳖甲 15g、桑椹 5g、百合 15g、麦冬 20g、黄芪 20g、丹参 25g、甘草 15g、陈皮 15g、仙鹤草 15g、土

茯苓 15g。7 剂，水煎服，早中晚 3 次分服。

二诊（2021-03-17）：患者五心烦热减轻，舌质略暗，苔略黄，脉沉弦。

【处方】上方加花蕊石 15g、生牡蛎 10g、生龙骨 10g。

按语：患者自述反复咳嗽，伴胸闷、气短、乏力，考虑患者平素体虚，肺气宣降失调；胸胁胀满、心烦易怒为肝气郁滞的表现；同时结合患者舌诊、脉诊，舌质暗，舌下脉络怒张，脉沉弦，可辨证为气滞血瘀证，瘀血日久化热伤阴，患者出现怕热，五心烦热，口干口渴，舌燥，苔黄厚等表现；瘀血阻遏阳气不达肌肤，患者出现脚凉。吕晓东教授以"血府逐瘀汤"为主方，同时结合患者临床表现来加减化裁，充分发挥了本方活血行气、清热散瘀的功效，做到了气血双调、标本同治，效果明显。

第九节　散　偏　汤

散偏汤记载于陈士铎《辨证录》。

组成：川芎一两、制香附二钱、柴胡一钱、白芍五钱、白芷五分、白芥子三钱、生甘草一钱、郁李仁一钱。

一、方解

方中川芎辛香，秉性升散，温通血脉，《本草汇言》中记载称能够"上行头目"，为"血中气药"，能活血行气以止痛，祛在表之风邪以止头痛；白芍味酸，主入肝经，养血敛阴，可以补肝之阴血，柔肝缓急而止痛，体现出"治风先治血，血行风自灭"的中医理念，平抑肝阳，制约上亢之肝阳；柴胡辛行苦泄，归肝经，条达肝气，有疏肝解郁之功，而且能够引诸药入少阳经，配以香附增强理气解郁之功；白芷辛散温通，偏入足阳明之经，祛头面之风邪而止头痛；白芥子辛温力猛，性善走散，温通经络，引药深入，善祛"皮里膜外之痰"，佐用还有止痛之功；郁李仁为润下药，在本方中取其通降之性，去其通降之用，用少量的郁李仁来佐治升发太过的川芎，有升降相因之妙；甘草起调和诸药之用，更与白芍相配则能够酸甘化阴，缓急而止痛。

二、现代药理研究

黄琳等人[1]通过研究发现加味散偏汤具有明显的镇痛作用，其能够升高偏

[1] 黄琳，崔应麟，陈亚奇等. 加味散偏汤对硝酸甘油致偏头痛大鼠行为学症状，血浆 NO、NOS、CGRP及三叉神经脊束核 NOS_1、CGRP 含量的影响 [J]. 时珍国医国药，2016，27（12）：2890-2892.

头痛大鼠大脑中的 5- 羟色胺含量, 同时减少 5- 吲哚乙酸含量, 这可能是散偏汤治疗偏头痛的作用原理。

三、临床应用

如今在临床实践中发现, 散偏汤对于偏头痛的治疗仍然有非常好的效果, 偏头痛是临床中经常见到的反复发作的疾患, 以发作性中重度、搏动性头痛为主要临床症状, 头痛多位于一侧, 也可见于两侧, 可合并有恶心、呕吐等症状, 对声、光刺激很敏感, 稍作休息或处于安静的环境下头痛可有所减轻。陈士铎在书中记载: "人有患半边头风者……此病得之郁气不宣, 又加风邪袭之于少阳之经, 遂至半边头痛也。"陈士铎用散偏汤治疗偏头痛, 陈氏认为偏头痛与"郁气"和"风邪"有关, 外邪、内伤侵袭肝脏, 肝脏疏泄失职, 郁而化火, 肝火上犯, 上扰脑室, 多见头涨痛; 或因日久损伤肝阴, 耗伤肾阴, 肝肾阴虚, 水不涵木, 制约失职, 肝阳上亢, 扰乱脑室, 多见头痛伴眩晕;《素问·太阴阳明论》: "伤于风者, 上先受之。"风邪侵袭经络, 直犯颠顶, 清窍壅滞, 则见头痛, 故治疗时多采用疏肝解郁、祛风散邪之法。

四、临床医案

吕某, 女, 64 岁, 2021 年 9 月 15 日首诊。

主诉: 经常感冒, 脑瘤术后部位疼痛, 右侧尤甚。

现病史: 术后部位疼痛(右侧尤甚), 恶心, 未吐, 全身怕冷, 口淡无味, 多年入睡困难, 醒后便无法入睡, 大便头干后溏, 舌质红, 苔薄黄, 脉沉弦。

【中医诊断】头痛。

【西医诊断】头痛。

【证型】肾阳亏虚兼外感风寒。

【治则】温补肾阳, 祛风散寒。

【处方】制附子 10g、蜜麻黄 8g、细辛 5g、白芷 10g、白芍 25g、白芥子 10g、柴胡 10g、川芎 15g、郁李仁 15g、赤芍 15g、焦山楂 10g、焦麦芽 10g、焦神曲 10g、干姜 10g、木香 10g、延胡索 15g、红景天 25g、远志 10g、石菖蒲 15g、甘草 15g。7 剂, 水煎服, 早中晚 3 次分服。

二诊(2021-09-22): 头痛有所减轻, 便秘有所见好, 睡眠质量见好, 但偶感乏力, 舌脉同前。

【处方】上方加香附 10g、郁金 15g。15 剂水煎服, 早晚 2 次分服。

三诊(2021-10-13): 头痛及大便较之前进一步改善, 舌质红, 苔薄白, 脉沉弦。

【处方】上方加黄连 10g、栀子 10g。15 剂水煎服，早晚 2 次分服。

按语：吕晓东教授在临床中用散偏汤主要治疗头痛、偏头痛，同时结合患者体质辨证加减。吕某初诊时见术后部位疼痛（右侧尤甚），恶心，未吐，全身怕冷，口淡无味，经常感冒，舌质红，苔薄黄，脉沉弦。证属肾阳亏虚兼外感风寒，肾阳不足，正气虚弱，反复感受风邪，《素问·太阴阳明论》"伤于风者，上先受之"，清窍受扰，则发为头痛，故本方以散偏汤作底方，以疏风止痛；患者肾阳不足，正气虚弱，经常感冒，予以麻黄附子细辛汤来补肾阳，祛风散邪；术后部位疼痛，多有瘀血，故加用赤芍、延胡索、红景天以活血化瘀，行气止痛；患者恶心，用干姜温中散寒止呕，与附子合用以温补肾阳；口淡无味，用木香、焦山楂、焦麦芽、焦神曲健运脾胃；入睡困难，用石菖蒲、远志宁心安神益智；甘草调和诸药。二诊时患者症状改善，加香附、郁金，加强活血祛瘀行气之功。三诊时症状进一步好转，原方大辛大热之品较多，且应用时间较长，故加入黄连、栀子以防热盛津伤。

第十节 排 脓 散

排脓散出自《金匮要略·疮痈肠痈浸淫病脉证并治》。

组成：由枳实、白芍、桔梗 3 味中药组成。3 味中药按 3∶3∶1 的配伍比例组成。

一、方解

桔梗归肺经，味苦辛，性平，有宣肺祛痰、利咽排脓的作用。白芍性微寒，味苦酸，归肝、脾经，有平肝抑阳、敛阴止痛的作用。枳实归脾、胃经，味酸苦辛，性微寒，有化痰散痞、破气消积的作用。桔梗功效主在排脓，为排脓要药；枳实行气，软坚散结；枳实、桔梗调节气滞，排脓散结；白芍入血分，养血敛阴，助枳实活血，解肌痉挛；几种药物配伍，具通调气血，促进化脓和排脓之功。原文曰："排脓散方，枳实十六枚，芍药六分，桔梗二分，上三味，杵为散。"临床上主要治疗疮痈、肠痈等证。

吕晓东教授在临床上治疗一些化脓性疾病时常用的验方为排脓散，本方配伍巧妙，具有消肿排脓之功。

二、现代药理研究

陈君超[1] 等人对急性炎症模型小鼠采用正交设计法进行对照实验，发现排

---

[1] 陈君超，李禄金，文世梅等. 排脓散活性成分对小鼠的抗炎作用及其配伍的定量研究 [J]. 中西医结合学报，2009，7（6）：541-545.

脓散在抗炎方面有明显效果。选择芍药苷、柚皮苷、新陈皮苷、桔梗皂苷来定量分析各药味活性成分的抗炎作用及药味之间的相互关系，且排脓散经过测量是该配伍最大效应组合。

三、临床医案

患者迟某，女，38岁，2019年8月28日首诊。

主诉：喘促反复发作多年。

现病史：现症见咳喘，痰少黏稠，时有喘鸣音，前胸疼痛，怕冷，流清涕，晨起重，夜间无法平卧，时有生理期双踝浮肿，二便正常，乏力，舌质淡伴齿痕，查肺CT：双肺中叶慢性炎症。

【中医诊断】喘证。

【西医诊断】支气管哮喘，过敏性鼻炎。

【证型】肺实肾虚证。

【治则】泄肺平喘，补肾纳气。

【处方】麻黄3g、制附子5g、细辛3g、杏仁10g、牛蒡子10g、钩藤10g、五味子10g、枇杷叶15g、僵蚕15g、蝉蜕15g、全蝎3g、地龙15g、苏子10g、紫苏15g、前胡15g、白果15g、款冬花15g、桔梗15g、芍药20g、枳实20g、射干15g、槟榔5g、茯苓15g、干姜5g、甘草20g。7剂，水煎服，早中晚3次分服。

二诊（2019-09-04）及三诊（2019-09-11）：方如从前，均见明显好转。

四诊（2019-09-18）：气短，咳嗽，有痰，时汗出，怕冷，无喘鸣音，咽紧。舌质淡红，苔薄白。

【处方】黄芪30g、山药30g、白术15g、茯苓15g、桂枝10g、麻黄6g、制附子5g、细辛3g、当归15g、牡蛎20g、酸枣仁10g、麻黄根15g、枳实25g、桔梗15g、芍药20g、防风15g、柴胡6g、荆芥15g、太子参10g、丹参10g、五味子5g、麦冬20g、甘草10g。7剂，水煎服，早中晚3次分服。

五诊（2019-09-25）、六诊（2019-10-09）及七诊（2019-10-23）：均见明显好转。

按语：患者以"喘促反复发作多年"为主诉就诊，现症见咳喘，痰少黏稠，时有喘鸣音，前胸疼痛，怕冷，流清涕，晨起重，夜间无法平卧，时有生理期双踝浮肿，二便正常，乏力，舌质淡，伴齿痕。一诊时咳喘，痰少黏稠，怕冷，以麻黄附子细辛汤为底方来治疗素体阳虚的外感风寒，配伍僵蚕、蝉蜕、全蝎、地龙发挥通络止痛的作用来治疗患者的前胸疼痛，在调节气机方面桔梗可以起到一定作用，故使用枳实、芍药、桔梗组成排脓汤以治疗痰滞气阻。四诊时又使用黄芪、山药、白术、茯苓以补气健脾祛湿，排脓汤起到化痰散痞的作用。

　　吕晓东教授治疗时常以排脓汤进行加减达到化痰散痞的功效，在应用此方时一般以枳实 15～25g，白芍、桔梗各 15～20g 为主要用量，方中枳实、桔梗、芍药也可起到抗炎的效果，使病情明显好转。

第四章　验方借鉴

第一节　四味健步汤

四味健步汤是由南京中医药大学黄煌教授根据多年临床实践和心得总结出来的一首方剂。

本方由赤芍、丹参、牛膝、石斛组成，临床应用时有三个剂量组：

高剂量组：赤芍 30g，怀牛膝 40g，丹参 15g，石斛 20g。

中剂量组：赤芍 20g，怀牛膝 20g，丹参 10g，石斛 15g。

低剂量组：赤芍 12g，怀牛膝 12g，丹参 6g，石斛 12g。

一、方解

方中丹参苦泻，归心肝经，偏入血分，活血化瘀止痛，又能生血，正所谓"破宿血，补新血"；赤芍为苦寒之品，入肝经行血分，凉血活血，化瘀止痛；牛膝苦泄甘补，主归肝经和肾经，活血祛瘀，补肝肾，强筋壮骨；石斛常被用作益胃生津、滋阴清热的养阴药，黄煌教授在查阅唐代《外台秘要》等文献后发现，在唐宋时期的许多医家曾用石斛治疗痹证，多见腰膝酸痛、下肢疼痛、麻木、走路无力等症状，故石斛还具有活血祛瘀止痛、强筋骨、补腰膝的功能，对改善下肢血管供血有较好的临床效果，从而促进下肢功能的恢复。

二、临床应用

通过对黄煌教授经方医学思想整理研究[1]发现，黄教授在应用四味健步汤时，常见到的症状包括：腰腿酸痛，步履乏力，下肢皮肤干燥，或疼痛、抽筋、麻木、浮肿，或便秘、足冷、脸红，这些都是下肢血管病变的表现。

吕晓东教授在临床中用四味健步汤治疗下肢周围血管疾病，糖尿病周围神

---

[1] 黄波. 黄煌经方医学思想整理研究暨2004—2007临证病案分析 [D]. 南京：南京中医药大学, 2008.

经病变、糖尿病足，症状多见下肢疼痛、麻木、沉重、水肿，走路无力，腰腿酸痛等。若患者双下肢发沉，常用四味健步汤加减治疗。

第二节　苏黄止咳汤

苏黄止咳汤由晁恩祥教授研发。

组成：紫苏叶、炙麻黄、紫苏子、牛蒡子、枇杷叶、地龙、前胡、五味子、蝉蜕。

一、方解

方中紫苏叶有解表行气、化痰止咳之功效，炙麻黄可宣肺平喘，紫苏子可降气化痰、止咳平喘，牛蒡子长于宣肺祛痰，蝉蜕具备利咽止痒、疏散风热的功效，五味子可敛气止咳，地龙有疏散风邪、清肺平喘的功效，枇杷叶具有止咳平喘、清肺化痰之效，前胡可降气化痰、散风清热。其中炙麻黄与紫苏叶合用有辛温发散之力，蝉蜕与地龙合用可疏风解痉缓急，前胡、牛蒡子合用可疏风宣肺利咽。诸药合用，升降兼施，温润并用，以复肺之正常宣降，同时将风邪外散而出。

二、现代药理研究

现代药理研究证实，苏黄止咳汤中的主要药物具有抗炎、抗过敏、平喘镇咳祛痰等作用。如麻黄具有抗过敏、抗炎、平喘镇咳、选择性收缩鼻黏膜血管等功效。紫苏子、紫苏叶具备抗病毒、抗炎的功效[1]。苦杏仁可以起到镇咳平喘的功效。紫菀具有镇咳祛痰平喘之效。前胡有祛痰、抗过敏、抗炎抗菌、解痉等疗效。枇杷叶具有抗菌抗病毒、增强免疫、抗炎止咳等疗效。五味子对呼吸系统有兴奋作用，并可以镇咳祛痰。牛蒡子具有抗炎抗病毒及调节人体免疫功能的功效[2]。地龙有良好的抗炎抗菌、止咳平喘的功效。蝉蜕具有明显的镇咳平喘、祛痰、抗炎镇痛功效[3]。

三、临床医案

患者何某，女，15 岁。2020 年 8 月 19 日首诊。

主诉：气短，咳喘 1 年。

现病史：气短，咳喘，每遇天气变化尤甚，善叹息，口干苦，大便时干时溏，

[1] 韦保耀，黄丽，滕建文等. 紫苏叶抗过敏作用的评价 [J]. 食品科技，2006，31（8）：284-286.

[2] 王潞，赵烽，刘珂. 牛蒡子苷及牛蒡子苷元的药理作用研究进展 [J]. 中草药，2008，39（3）：467-470.

[3] 陈志斌. 晁恩祥教授辨治风咳学术经验及临证特色 [J]. 福建中医药，2017，48（4）：53-54，62.

怕冷，无汗出，舌质红，苔白，脉弦。

既往史：过敏性哮喘。

【中医诊断】咳喘。

【证型】阳虚外感，痰热蕴肺。

【治则】疏风清热，化痰平喘。

【组方】制附子 5g、蜜麻黄 5g、细辛 2g、桂枝 8g、黄芩 10g、五味子 3g、牛蒡子 5g、枇杷叶 8g、地龙 8g、僵蚕 8g、蝉蜕 8g、紫苏子 10g、紫苏叶 8g、前胡 10g、柴胡 8g、法半夏 5g、黄芪 20g、白术 10g、陈皮 10g、炙甘草 10g、延胡索 10g、当归 10g、川芎 10g。7 剂，水煎服，早中晚 3 次分服。

二诊（2020-08-26）及三诊（2020-09-09）：症状均见好转。

按语：吕晓东教授常用苏黄止咳汤治疗风盛挛急证的患者。该患者主诉气短，咳喘，每遇天气变化尤甚，可诊断为咳喘，底方可用苏黄止咳汤镇咳平喘，合麻黄附子细辛汤温阳解表。患者有过敏性哮喘病史，加僵蚕起抗过敏之效。由于患者大便时干时溏，说明体内有湿，可加法半夏、白术、陈皮等燥湿化痰。舌红说明体内有热，加桂枝、黄芩、柴胡清热。最后加黄芪、当归、川芎、延胡索行气活血，炙甘草调和诸药。

附录　中医养生心得

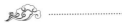

一、中药代茶饮

代茶饮是指取数味中药以沸水冲泡或煎煮取汁，以代茶频频饮用的一种剂型。吕晓东教授临证运用代茶饮时，用药平温平补，注重其口感与外观，既可辅助其他药方治疗疾病，又有调理之功效。

《素问·生气通天论》载"夫自古通天者……本于阴阳"，认为人生于自然，与万物相通，与天地相统一，人的生命活动亦随气候更替而变化，即为"天人相应"，故机体运作与时节息息相关。因人制宜是中医特色思想之一，《灵枢·行针》中记载"百姓之血气，各不同形"，个体差异的辨识对诊疗疾病具有重要意义。吾师吕晓东教授从个人的年龄、性别、体质及时节等因素入手，辨证组方，疗效显著。

结合体质，素体肥胖多有痰湿之人可将薏米、赤小豆、竹叶熬制成汤液服用；阴虚易盗汗者养肾阴，取六味地黄丸"三补三泻"之意，按吾师组方思路，以山药、石斛、麦冬养阴，莲子敛汗，西洋参补肺气以固汗，茯苓泄肾浊，六药补肾阴以固阳；气虚感冒以生姜、大枣调营卫，药食同源，尤其适用于多气多血之妇女、孕妇，生姜兼止呕，大枣补脾胃，助后天之源生气血。

结合宿疾，高血压、高血脂者加山楂泡水以降脂；心悸怔忡者加酸枣仁；胸痹属气滞血瘀者入枳实破胸中郁气；平素易怒、气郁者可用玫瑰花泡水以活血化瘀，入白芍敛肝柔肝，加柠檬片以其酸性入肝，脉弦者适用；夜寐差者可入灵芝，心肺同治，止咳平喘，肺心病患者适用。

四时养生，各有其方，夏季多暑热，冲服绿茶解暑热；秋季多燥，以黄菊清热解毒。针对秋燥，咽痛红肿者入清热利咽之胖大海、蒲公英、连翘、桔梗、菊花、陈皮、薄荷；肺热咳嗽痰多入蒲公英、玄参、莲子，微咳入杏仁；痰黏不出入化痰散结之枳实、桔梗、陈皮；宿患哮病、喘病者肺气不足，可久服西洋参、黄芪、百合益肺气；秋冬季节干燥，宜润肺，可食银耳滋阴润肺化痰止咳，另有开胃之功。无糖尿病者加冰糖以调味，无热象者可加大枣以调和中焦。上方应用，各有其效，临证之时，可据患者体质、诊病时节加减使用。

（一）生姜红枣茶

【配方】生姜2～3片，红枣2枚。

【用法】沸水冲泡代茶饮用。

【功效】健脾温胃，解表散寒。

【方解】生姜与大枣之配伍在古籍中多有论述，如《本草纲目》中记载，生姜"与枣同用，辛温益脾胃元气"。生姜味辛性温，解表散寒、温中和胃；大枣味甘性温，调和中焦，温补脾胃助生后天之气血，对脾胃虚寒运化无力者颇有疗效。《本经疏证·药性解》曰："姜与枣联，为和营卫之主剂，姜以主卫，枣以主营。"二药相伍，辛甘相合，阳表阴里，一刚一柔，生姜得大枣可缓和其辛散之性，大枣得生姜可制约补气过壅之弊，配伍得当，效如桴鼓；正如成无己所曰"姜枣之用，专行脾之津液，而和营卫者也"。早期感冒者服之效甚。仲景在《伤寒论》中大量应用姜和枣的配伍，心思巧妙，对于感邪而营卫不和者，生姜配大枣以助散表之邪，补脾而和胃，如桂枝汤、柴胡桂枝汤等。用量都是生姜三两、大枣十二枚，故仲景调和营卫，生姜大枣的使用剂量较为固定，也被认为是仲景的常规用量。现代药理学研究表明，生姜中的姜烯成分可有效保护胃黏膜细胞，姜黄素可对金黄色葡萄球菌、大肠杆菌等有明显的抑制作用；红枣可促进胃肠黏液的分泌。

【适宜人群】多适用于女性患者，体质阳虚者。

【医案举例】女，51岁，主因咳嗽咳痰，于2021年8月18日就诊。患者自述痰白量多，晨起痰多，盗汗，白天多汗，喘促，活动尤甚，月经不规律，无口干口苦，二便正常。舌胖大，质略暗，脉沉。

予代茶饮：西洋参2片，生姜2～3片，红枣2枚。于2021年9月1日二诊，患者诉症状明显好转。

（二）参冬生津茶

【配方】西洋参2g、麦冬3g、陈皮3g、百合3g、蒲公英3g。

【用法】沸水冲泡代茶饮用。

【功效】滋阴生津化痰。

【方解】明代李中梓《证治汇补·痰证》曰："脾为生痰之源，肺为贮痰之器。"故化痰当从肺、脾二经入手。西洋参、麦冬入肺经，有滋阴生津之效；百合滋肺阴兼清扰心神之虚火；陈皮入肺脾二经，理气健脾，脾健则痰无以生；或加蒲公英清热解毒，可缓解阴虚导致的内热之症。现代药理学研究表明，蒲公英的煎剂或浸剂对金黄色葡萄球菌有较强的抑制作用，对肺炎双球菌也有一定的抑制作用。本方主治肺津亏虚所致的痰少而黏，若咳嗽、痰多则加桔梗 5g 以宣肺祛痰利咽；若兼心悸、口腔溃疡则加竹叶、莲子各 2g 以清心火；若伴咽痛或黄痰则加菊花一枚。

【适宜人群】多适用于阴津亏虚，咽干、口干、无痰或痰少等患者。

【医案举例】男，52 岁。主因哮鸣音半个月，于 2021 年 8 月 18 日就诊。患者自述无咳嗽，偶有白色胶状痰，无胸闷，无畏寒恶热，舌质淡红，苔白，脉沉细。辨证为肺津不足证。

予代茶饮：西洋参 2g、麦冬 3g、陈皮 3g、百合 3g、蒲公英 3g。10 剂，水煎服，早晚 2 次分服用。

二、日常养生畅谈

（一）养胃护胃从饮食做起

《素问·灵兰秘典论》曰："脾胃者，仓廪之官，五味出焉。"胃的主要生理功能是受纳和腐熟水谷，饮食物进入体内，经过胃的受纳腐熟作用转化成为水谷精微物质，进而濡养全身。胃气通降，才能保证胃的正常生理功能。若胃气不降，则会出现纳呆、胃胀、胃痛、便秘等疾病，若不降反升，就会表现为恶心、呕吐、呃逆和嗳气。

饮食对胃的功能和人体生命健康有重要影响，故素有胃疾的人在日常生活中要格外注意饮食，避免食用生、凉、烫和过咸的食物。

1. 夏季气温炎热，人们常常贪凉，喜食一些生冷的瓜果海鲜，尤其是生海鲜，不仅不易消化，还很有可能携带一些细菌和寄生虫，处理不当，会引起食物中毒，导致各种疾病。

2. 过凉的食物易导致消化不良、恶心呕吐、腹泻等胃肠道疾病，故脾胃欠佳者慎食。

3. 饮食物的温度应维持在适宜的温度范围内，过烫的食物会损伤胃和食管黏膜，长期刺激可能会诱发癌前病变。

4. 高盐腌制的食物中含有大量的亚硝酸盐，在胃内适宜的环境下可形成亚硝胺类化合物，这类化合物是极强的致癌物质，长期高盐饮食会使患癌概率大大增加，故日常生活应清淡饮食。

（二）舌炎的养护

舌炎指的是发生在舌体的慢性非特异性炎症，在中医学中，本病被归属于"口灼""舌痛"等范畴。近年来口腔黏膜疾病的患病率逐年升高，有流行病调查表明，上海和湖北地区对比 10 年前舌炎的患病率有明显提升，这可能与生活习惯、营养结构、人群老龄化和种族等因素密切相关。

中医认为人是一个有机的整体，依靠经络的联系，使得舌与五脏相互关联，"有诸内必形诸外"，人体内在脏腑的变化通过经络在舌部展现出不同的表现，而舌象又分为舌质和舌苔两部分，《辨舌指南》指出"辨舌质可辨脏腑的虚实，视舌苔可察六淫之浅深"，望舌苔在临床中也是观察舌象的重要内容。舌苔的生成和变化反映着体内脏腑的情况，其中与脾胃的联系最为紧密。因此许多学者认为舌炎的病因病机与脾胃紧密相连。《灵枢·经脉》指出"主脾所生病者，舌本痛"，所以当出现舌痛的症状时，就需要考虑与脾胃相关的疾病。

舌炎患者应禁食辛辣、烫之品，此类食物能助长火热之邪，增加对体液的损耗，使舌体失去濡养，从而加重舌炎。日常多食易消化食物，也可以在医生的指导下，适量服用一些 B 族维生素等药物来进行治疗。

（三）汗蒸养生讲究多

汗蒸是近些年流行起来的养生保健方式，人们常喜欢通过这种方式缓解一身的疲劳。汗蒸属于中医的汗法，可以开通机体的腠理，祛除风寒湿邪，对于外感风寒湿邪所引起的各种疾病有很好的治疗效果。适当的汗蒸可以增强体质，但是要注意汗蒸时温度不宜过高，对于"汗"的程度控制，可以遵循《伤寒论》中"遍身漐漐微似有汗""不可令如水流漓"的原则，以全身微汗最为适宜，汗液属阴，切忌汗出太过以防耗伤阴液，导致阴阳失衡。《素问·阴阳应象大论》中首次提出"阳化气，阴成形"的观点，并概括了阳气和阴精的功能；《素问·生气通天论》中"阴平阳秘，精神乃治"的观点，指出维持阴阳的相对平衡状态，才能使人体处于健康。

汗出后会有阴液的流失，需要及时补充水分，并食用一些例如枸杞子、银耳、菠菜等滋阴的食物。

（四）中医养生与室内湿度

中医十分重视外界环境和人体健康之间的关系，在日常生活中，要随着季节和天气的变化，采取相应的措施，使室内的湿度满足人体的居住需求。比如初秋气温尚高，降水量少，气候干燥温热，易形成秋燥病邪，若人体长期处在这种环境中，会出现咳嗽、目涩、口干等不适症状，长此以往黏膜组织就会变干，当机体防御能力不足以抵御外邪，疾病就会乘虚而入。加湿器可以较好地调节室内湿度，当室内的湿度条件在 45%～65% 之间时，人体是最感舒适的。

雨季时，空气湿度会显著升高，脾的生理特性是"喜燥恶湿"，如果久居湿度较大的空间内，就会导致湿邪困脾，出现脘腹胀满、不思饮食、四肢疲乏无力等症状。日常生活中可以服用红豆薏米茶，来达到除湿的目的。

（五）锻炼可治"打哈欠"

每当春秋季节，很多人会出现频繁打哈欠的现象，这其实是身体在进行自我调节，经历了漫长的寒冬和高温的酷暑，身体能量被大量消耗，大脑的耗氧量增多，若供氧跟不上，就会出现昏沉欲睡、无精打采的春困秋乏现象。春秋两季湿度、温度和氧气含量都有所改变，若要克服"春困秋乏"的症状，首先要保证一定的睡眠时间，同时也要积极开展室外活动，多去户外呼吸一些新鲜空气，做一些慢跑、做操和打太极拳之类的健身运动，从而改善身体机能。当人体代谢速率减慢，就可能出现打哈欠、嗜睡等症状，有专家认为这是一些慢性疾病的先兆，当老年人患上糖尿病、慢性肾炎、甲状腺功能减退等慢性疾病，代谢速率减退，就会有打哈欠的表现。如果老年人频繁出现瞌睡、多汗的症状，就要提高警惕，采取一些措施预防慢性疾病。打哈欠往往还隐藏着"中风"的潜在风险，如果是脑动脉栓塞导致的局部缺血性中风，患者大脑内缺血、缺氧，就会有打哈欠的表现。因此，对于心脑血管疾病的患者在饮食方面要格外注意，要尽量清淡，避免高脂肪饮食，戒烟限酒；保持精神乐观，情绪稳定，同时也要进行适量的体育锻炼。

（六）减肥药膳

中医的食疗学说搭建了饮食文化和中医药专业知识交联互通的桥梁，构建了传统饮食文化与祖国中医药相结合的体系，具有较高的实用价值和较为广泛的应用条件。"药食同源"是深入国人内心的概念，药物和食物同宗同源，互补互用，药借食味，食借药力，二者合用对于防病治病有着较好的疗效，符合传统养生观念。本文主要从辨证论治、三因制宜、食之有则方面，论述食疗养生的应用特点，以帮助人们正确认识食疗养生之道从而指导正确的生活方式。

缺乏良好的饮食习惯，人们体重不断增加，不加以控制逐渐发展为肥胖。肥胖者常有活动后气喘、心率加快、乏力等一派气虚的症状。关于引起肥胖的原因，古代医家多认为是过食肥甘厚味和久坐少劳所致。其主要病机为痰湿和气虚。因此，肥胖者宜健脾益气，脾气健则水道通畅，水湿运化正常，痰湿不生。针对生活习惯不良或者已经形成肥胖的人，服用健脾化湿功效的药膳可谓最佳选择，以此理论为基础，结合笔者临床经验，总结出山药薏苡仁赤小豆粥这一药膳方。

食材：薏苡仁、莲子、黑豆、赤小豆、黑米、山药。制作方法：将以上材料等量洗净，除山药之外食材加入适量水静置30min后，倒入锅中煮粥，最后加入山药，每日早晚服用。此药膳具有健脾祛湿、降脂减肥的功效，薏米和莲子健脾益气，化湿利水；赤小豆和黑豆补肾健脾，行水化瘀；山药和黑米滋阴补肾，诸药共奏祛湿减肥之功效。

薏苡仁和莲子：二者同属甘味药，具有补益、和中，共有健脾益气、化湿利水之功效，同服有补益脾气、消除水肿等疗效；《名医别录》中对薏苡仁有论述云："除筋骨邪气不仁，利肠胃，消水肿，令人能食。"《本草纲目》中对莲子的记载有："禀清芳之气，得稼穑之味，乃脾之果也。"现代药理研究发现，薏苡仁主要含有薏苡仁油、薏苡仁酯等，其健脾渗湿的功效主要与增强免疫和降血糖作用有关，有利于减肥，多用于湿热阻滞型肥胖。历代医家均认为莲子和薏米同用可以益气、补脾、养胃，如今也多作为治疗脾胃虚弱的药膳方中的常用药对。

赤小豆和黑豆："豆乃肾之谷"，二者均具有补肾、利水的功效，同服有补虚乌发、清除虚热等疗效；黑豆和赤小豆富含有花青素，具有抗氧化功能，清除体内的自由基。黑豆可以增加肠胃蠕动，通利肠道，达到排毒养颜美容的效果。黑豆富含优质蛋白质、不饱和脂肪酸、氨基酸和微量元素，能防止脑衰老，降低胆固醇；古籍《食疗本草》和《神农本草经》中均提到赤小豆有"久食瘦人"的功效，现代医学研究证实其有降血压、降血脂的作用，是治疗肥胖的一味良药。

黑米和山药：具有补益肝肾、滋阴养脾的功效，二者同服可以温养脾胃，常服有轻身、耳目聪明的疗效。黑米含有丰富的氨基酸、维生素 B、维生素 E 以及人体所需微量元素等多种营养物质。此外，黑米外皮中含有的花青素、叶绿素和黄酮类的植物化学物质具有很强的抗氧化作用。山药的脂肪含量低，富含纤维素以及胆碱、黏液质等成分，能供给人体大量黏液蛋白，可以防止脂肪在血管内堆积，恢复血管弹性，预防动脉粥样硬化的发生发展，减少皮下脂肪堆积，是控制体重饮食极佳的食材；山药中所含的消化酶可以加速蛋白质和淀粉的分解，促进新陈代谢，减少多余脂肪。《本草纲目》赞其："益肾气，健脾胃，止泄痢，化痰涎，润皮毛。"